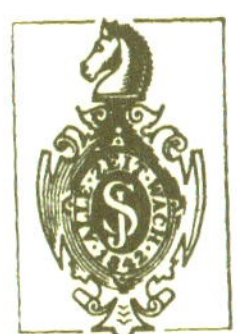

Ulrike Franke (Hrsg.)

Aggressive und hyperaktive Kinder in der Therapie

Unter Mitarbeit von

A. Augustin · H. G. Eisert · H. Horn · A. M. Jernberg
F. Kemper · U. Lehmkuhl · A. Rothenberger
A. von Schwerin

Mit 23 Abbildungen

Springer-Verlag
Berlin Heidelberg New York
London Paris Tokyo

Ulrike Franke, Logopädin

Phoniatrisch-Logopädisches Zentrum
der Stiftung Rehabilitation
Postfach 101409

6900 Heidelberg 1

ISBN-13:978-3-540-18417-1 e-ISBN-13:978-3-642-73035-1
DOI: 10.1007/978-3-642-73035-1

CIP-Titelaufnahme der Deutschen Bibliothek
Aggressive und hyperaktive Kinder in der Therapie /
hrsg. von Ulrike Franke. Unter Mitarb. von A. Augustin ... –
Berlin; Heidelberg; New York; London; Paris; Tokyo: Springer, 1988
ISBN-13:978-3-540-18417-1

NE: Franke, Ulrike [Hrsg.]; Augustin, Anneliese [Mitverf.]

2126/3130-543210

Inhaltsverzeichnis

Einleitung
ULRIKE FRANKE. Mit 1 Abbildung 1

Klassifikation und neurobiologischer Hintergrund
des hyperkinetischen Syndroms (HKS)
ARIBERT ROTHENBERGER. Mit 9 Abbildungen 5

1 Einleitung 5
2 Begriffsentwicklung und Klassifikation 5
2.1 Das Konzept der minimalen zerebralen Dysfunktion . 6
2.2 Hyperaktivität im Mittelpunkt 7
2.3 Aufmerksamkeitsstörungen als Kernsymptom 10
3 Neurobiologischer Hintergrund 12
3.1 Genetische Aspekte 12
3.2 Feinneurologische Zeichen 13
3.3 Elektroenzephalogramm 15
3.4 Evozierte Potentiale 17
3.5 Hirndurchblutung und Hirnstoffwechsel 20
3.6 Medikamentenwirkung wie und wo? 21
4 Schlußbetrachtung 23
Literatur 25

Das hyperaktive Kind in der logopädischen Praxis
ADELHEID VON SCHWERIN. Mit 3 Abbildungen 27

1 Der Anspruch 27
2 Die Kompetenz 27
3 Die Anamnese 28
4 Beispiel Michael 30
4.1 Die Untersuchung 30
4.2 Die folgende Elternberatung 33
4.3 Therapieansatz 34
5 Der Raum 34
6 Das Licht 35
7 Therapeutisches Vorgehen 35

7.1 Das Ich 35
7.2 Das Du 36
7.3 Das Wir 36
8 Das Material 36
9 Der Überraschungseffekt 36
10 Behandlung 37
11 Voraussetzungen zur Durchführung der Therapie . . . 37
12 Durchführung der Therapie 38
12.1 Der Blickkontakt 38
12.2 Einige Anregungen 38
12.3 Erziehung 40
13 Zusammenfassung 40
Literatur 40

Ergotherapie bei hyperaktiven Kindern
Anneliese Augustin. Mit 1 Abbildung 43

1 Prinzipien der sensomotorischen Behandlung 43
1.1 Einzeltherapie 44
1.2 Gruppentherapie 45
2 Hyperaktivitätssyndrom aus der Sicht der Ergotherapie 47
3 Die Überprüfung der sensomotorischen Funktionen . . 52
4 Die Behandlung der sensomotorischen Störungen beim hyperaktiven Kind 53
4.1 Fallbeispiel: Kind A., weiblich 64
4.2 Fallbeispiel: Kind B., männlich 67
Literatur 69

Kognitiv-verhaltenstherapeutische Interventionen bei hyperaktiv-aggressiven Kindern
Hans G. Eisert. Mit 2 Abbildungen 71

1 Hyperaktive Kinder und ihre behandlungsbedürftigen Probleme 71
2 Hyperaktivität als dysregulatorische Störung – eine handlungsanleitende psychologische Modellvorstellung 74
3 Die kognitiv-verhaltenstherapeutische Intervention . . 76
3.1 Die multimodale Behandlung 76
3.2 Zur Arbeit mit den Eltern 76
3.3 Der „Förderunterricht“ 77
3.4 Aggressives Verhalten als Folge fehlerhafter Informationsverarbeitung – wie man mit Wut und Ärger besser umgehen kann 79

4 Abschließende Bemerkungen . . . 80
Literatur . . . 81

Überlegungen zur Therapie hyperaktiver und aggressiver Kinder
ULRIKE LEHMKUHL. Mit 1 Abbildung . . . 83

1 Einleitung . . . 83
2 Individualpsychologische Gedanken zum Thema „Sorgenkinder" . . . 84
3 Historischer Rückblick . . . 87
4 Fallbeispiele . . . 88
5 Das spezielle Problem der hyperaktiven und aggressiven Kinder . . . 92
Literatur . . . 95

Möglichkeiten des Kinder- und Jugendlichenpsychotherapeuten beim Umgang mit dem hyperkinetischen und aggressiven Kind
HILDEGARD HORN. Mit 1 Abbildung . . . 97

1 Vorstellung der analytischen Kinderpsychotherapie . . . 97
1.1 Annahmen über die Entstehungsbedingungen psychischer Störungen im Kindesalter . . . 97
1.2 Behandlungsstrategien bei unterschiedlichen Formen psychischer Störungen und Erkrankungen . . . 98
1.3 Rahmenbedingungen der analytischen Kinderpsychotherapie . . . 99
2 Hyperkinese und analytische Kinderpsychotherapie . . . 100
2.1 Hyperkinese und Ich-Entwicklung . . . 101
2.2 Die spezielle Bedeutung der Aggression in der Entwicklung des hyperkinetischen und aggressiven Kindes . . . 103
2.3 Therapeutische Möglichkeiten bei früher Beziehungsstörung und sekundärer Neurotisierung . . . 104
3 Ein Fallbeispiel . . . 105
4 Zusammenfassung . . . 107
Weiterführende Literatur . . . 107

Theraplay für das aggressive Kind
ANN M. JERNBERG. Mit 5 Abbildungen . . . 109

1 Was ist Theraplay? . . . 109
2 Anwendung von Theraplay . . . 110

2.1 Diagnostik 110
2.2 Therapie 112
2.3 Wo kann Theraplay durchgeführt werden? 114
3 Zur Psychodynamik des aggressiven Kindes 115
3.1 Ursachen der Aggressivität 115
3.2 Die Bedürfnisse des aggressiven Kindes 119
3.3 Therapie mit aggressiven Kindern 119
4 Ein Fallbeispiel 122
5 Zusammenfassung 123
Literatur 124

Personenzentrierte Psychotherapie bei aggressiven Kindern
Franz Kemper. Mit 1 Abbildung 125

1 Das thematische Feld 126
2 Theorie der personenzentrierten Kinderpsychotherapie 128
2.1 Psychotherapie geschieht in Beziehungen 128
2.2 Zur Theorie der Persönlichkeit 129
2.3 Zur Störungstheorie 131
2.4 Die Therapietheorie im Dienste der Persönlichkeitstheorie 139
3 Kurzauszug aus der Therapie mit Kurt 145
Literatur 147

Kommentierte Bibliographie 149

Namenverzeichnis 151

Sachverzeichnis 153

Mitarbeiterverzeichnis

AUGUSTIN, ANNELIESE
Universitäts-Kinderklinik
Im Neuenheimer Feld
6900 Heidelberg 1

EISERT, HANS G., Dr. phil.
Zentralinstitut für
Seelische Gesundheit
I, 5 Postfach
6800 Mannheim 1

HORN, HILDEGARD
Franz-Liszt-Str. 1
6904 Eppelheim

JERNBERG, ANN M.
Ph.B., Ph.D.
333 N. Michigan Ave
Chicago, IL 60601, USA

KEMPER, FRANZ, Prof.
Ed.-Jost-Str. 17
6700 Ludwigshafen/Rh.

LEHMKUHL, ULRIKE
PD Dr. med.
Blumenstr. 8
6900 Heidelberg 1

ROTHENBERGER, ARIBERT, Prof.
Zentralinstitut für
Seelische Gesundheit
I, 5 Postfach
6800 Mannheim 1

VON SCHWERIN, ADELHEID
Klingsorstr. 3/5
8000 München 81

Einleitung

Ulrike Franke

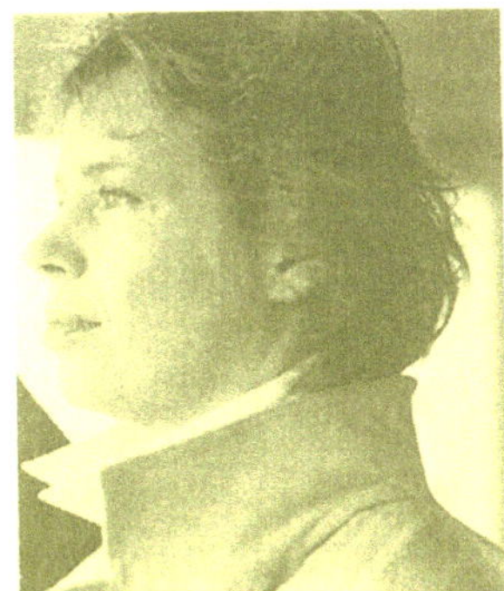

1946 geboren. Aphasietherapeutin, danach Ausbildung zur Logopädin und Lehrlogopädin. Seit über 10 Jahren (Lehr-)Logopädin in einer Phoniatrisch-Logopädischen Ambulanz. Die Schwierigkeiten im Umgang mit nicht-kooperativen Kindern führten zu der Ausbildung im Chicagoer Theraplay Institute und zur Übersetzung des Buchs »Theraplay« von A. Jernberg. Berufliche Schwerpunkte sind Aphasietherapie und vor allem die Behandlung schwieriger Kinder, sowie Fortbildungsangebote in Theraplay für Therapeuten und Nichttherapeuten.

Kindliche Aggressivität und Hyperaktivität sind Verhaltensweisen, die nach Aussage von Wissenschaftlern zunehmen, und die Therapeuten und Betroffene besonders schnell irritieren, hilflos machen und sie daher unglücklicherweise eher aggressiv und unruhig als gelassen und verständnisvoll handeln lassen.

Auf aggressive oder hyperaktive Kinder wurde im letzten Jahrhundert mit wesentlich weniger Toleranz und Verständnis reagiert als heute. Meist disziplinierte und strafte man sie streng. Aggressivität galt als Affront gegen die Autorität der Erwachsenen und wurde als Ungehorsam gesehen, den man nicht dulden durfte. Ähnlich war es mit der Hyperaktivität, vor der Kinder noch in unserem Jahrhundert durch den Zappelphilipp in Hoffmanns (1977) Struwwelpeter eindrücklich gewarnt wurden. Daß Aggressivität und Hyperaktivität eine organische oder möglicherweise sogar eine nachvollziehbare psychische Ursache haben könnte, auf die man nicht mit Bestrafung , sondern mit Therapie reagieren muß, wurde noch kaum in Betracht gezogen.

Seit den Anfängen der Psychoanalyse, und besonders seit Adler in den 20er und 30er Jahren die Psychologie als „Wissenschaft für das Volk" verbreitete, und seit Aichhorn therapeutische Aspekte in die soziale Betreuung von verwahrlosten Jugendlichen einbrachte, läßt die starre Haltung gegen Aggressivität und Hyperaktivität langsam nach. Man hinterfragt die Gründe, aus denen heraus die Kinder agieren. Damit rückt das Bewußtsein über die Wichtigkeit der sozialen Umgebung als Verursacher und Veränderer von Verhalten in den Vordergrund und löst die mehr genetische oder pädagogische Sichtweise ab. Damit wird dann letztendlich der Einsatz therapeutischer Maßnahmen erklärt und gerechtfertigt.

Die Widersprüchlichkeit der Forschung im Bereich der Aggressionsursachen, das Fehlen einer einheitlichen Aggressionstheorie und damit auch einer konsistenten therapeutischen Verhaltensweise, machen es zu einem interessanten Vorhaben, verschiedene therapeutische Ansätze auf Gemeinsamkeiten und Unterschiede hin zu untersuchen. Dies soll hier auf der pragmatischen Ebene geschehen und zwar beim Betrachten der therapeutischen Arbeit.

Aus dem großen Angebot der Therapieformen wählte ich einige der wichtigsten aus: die Psychoanalyse (H. Horn), die Individualpsychologie (U. Lehmkuhl), die medikamentöse Therapie (A. Rothenberger, der auch die neurobiologischen Grundlagen berücksichtigt), die klientenzentrierte Spieltherapie (F. Kemper), die direktive Spieltherapie »Theraplay« (A. Jernberg), die kognitive Verhaltenstherapie (H. G. Eisert), eine Wahrnehmungstherapie (A. Augustin) und Ansätze aus der Heilpädagogik/Logopädie (A. v. Schwerin). Die jeweiligen Vertreter beschreiben – je nach ihren Schwerpunkten Aggressivität oder Hyperaktivität oder beides – ihr Bild eines solchen Kindes und ihren jeweiligen Therapieansatz. Beide gewinnen durch Falldarstellungen noch an Klarheit und Anschaulichkeit. So beschränken sich von Schwerin, Rothenberger, Augustin auf die Behandlung der Hyperaktivität, während Lehmkuhl, Eisert, Horn dazu noch die Aggressivität berücksichtigen, Kemper und Jernberg beschäftigen sich hingegen ausschließlich mit der Therapie aggressiver Kinder.

Um dem Leser eine anfängliche Orientierung über die einzelnen Kapitel des Buches zu ermöglichen, folgt eine Tabelle (s. S. 3), die kurz und knapp (daher etwas vereinfacht) aufzeigt, welchen therapeutischen Schwerpunkt die Autoren haben, die Klassifikation ihres Erklärungs- und Therapieansatzes, ihr Erklärungsansatz der Aggressivität/Hyperaktivität und ihr therapeutisches Ziel und Vorgehen.

Die Frage, was Hyperaktivität bei Kindern auslöst, wird allgemein sehr kontrovers diskutiert. Noch 1975 erschien in den USA ein Buch (Schrag u. Divoky), in dem die Autoren Hyperaktivität als »Mythos« bezeichnen. Weil Hyperaktivität so häufig zusammen mit dem Störungsbild der minimalen zerebralen Dysfunktion (MCD) genannt wurde, siedelte man sie fast selbstverständlich in dem Bereich der organischen Störungen an. Mit der gleichen Vehemenz bemühten sich andere Forscher, Hyperaktivität als psychische Störung zu erkennen und zu definieren (z. B. Miller 1978). Eine von Medizinern sehr kontrovers diskutierte Richtung ist die der diäteti-

	Therapeutischer Schwerpunkt	Klassifikation des Erklärungs-/Therapieansatzes	Erklärungsansatz der Aggression/Hyperaktivität	Therapeutisches Ziel und Vorgehen
H. Horn	Aggressivität/ Hyperaktivität	psychoanalytisch (sensu Freud)	Ich-Störung	Durch freies Spiel, das vom Therapeuten begleitend interpretiert wird, erfährt das Kind eine Ich-Stärkung
U. Lehmkuhl	Aggressivität/ Hyperaktivität	individualpsychologisch (sensu Adler)	Mit Schuldgefühlen begleitete Reaktion auf soziale Deprivation	Erlernen von sozialen Kompetenzen v. a. in Spielgruppen; Reduzierung der Schuldgefühle durch Erwerb von Wiedergutmachungsstrategien
A. Jernberg	Aggressivität	psychoanalytisch (sensu Kohut)	Erschüttertes Selbstwertgefühl durch fehlende Bindung	Durch strukturierte lustig-optimistische Interaktionsspiele erfahren die Kinder Bindung und eine Stärkung des Selbstwertgefühls
F. Kemper	Aggressivität	personenzentriert (sensu Rogers)	Beziehungsstörung inter- und intrapersonell	Kinder bearbeiten ihre Beziehungskonflikte und Probleme im personenzentrierten Spiel. Der Therapeut kann begleitend kommentieren oder mitagieren
H. G. Eisert	Aggressivität/ Hyperaktivität	kognitiv verhaltenstherapeutisch	Mangelhafte kognitive Problemlösefähigkeit	Training von Selbstkontrollfähigkeiten und gezielter Verstärkung erwünschter Verhaltensweisen verbessern Problemlösefähigkeiten und verringern Frustration
A. Augustin	Hyperaktivität	organdefizitär (sensu Ayres)	Folge einer sensomotorischen Integrationsstörung	Ausgesuchtes Spiel- und Übungsmaterial ermöglicht Training der sensomotorischen Integration
A. von Schwerin	Hyperaktivität	verhaltenstherapeutisch	Fehlende Struktur und Bindung	Sprachtherapeutische Arbeit mit strenger örtlicher und zeitlicher Struktur und konzentrationsförderndem Spielmaterial

schen Beeinflussung der Hyperaktivität (z.B. Hafer 1974). Obgleich kritisiert (z.B. Walther et al. 1980), berichten Eltern und Betroffene immer wieder vom Erfolg einer phosphatfreien Ernährung (z.B. in Hartmann 1987, s. Anhang), was Grundlage für weitere methodisch gut angelegte Forschungen sein sollte.

Bei allen hier zu Wort kommenden Vertretern herrscht kaum ein Zweifel darüber, daß die Bezugspersonen möglichst mit in die Therapie einbezogen werden sollten. Das ist vor allem wichtig, wenn man bedenkt, daß viele aggressive Kinder aus einem Elternhaus stammen, in dem Schlagen bzw. das Prinzip der Strafe für ein erzieherisch wirksames Mittel gehalten wird (Newson u. Newson 1976). Kindliche Hyperaktivität ist ein Verhalten, das viele Eltern sehr streßt. Aus diesem Grunde geraten sie leicht in eine Erziehung hinein, in der viel und streng bestraft wird und die Beziehung kaum noch Elemente der Harmonie, der Zuneigung und der Kooperation enthält.

(Im Anhang finden Sie eine kommentierte Bibliographie von Elternratgebern.)

Literatur

Adler A (1974) Die Technik der Individualpsychologie Bd. 2: Die Seele des schwer erziehbaren Schulkindes. Fischer, Frankfurt

Aichhorn A (1972) Erziehungsberatung und Erziehungshilfe. Rowohlt, Reinbek

Hafer H (1974) Die heimliche Droge – Lebensmittelphosphat. Kriminalistik-Verlag, Heidelberg

Hoffmann H (1977) Der Struwwelpeter. Diogenes, Zürich

Miller JS (1978) Hyperactive children: A ten years study. Pediatr Clin 61 (2): 217–223

Newson J, Newson E (1976) Seven years old in the home environment. London

Schrag P, Divoky D (1975) The myth of the hyperactive child. Pantheon Books, New York

Walther B et al (1980) Verändert Nahrungsmittelphosphat neuropsychologische Funktionen und Verhaltensmerkmale hyperkinetischer und impulsiver Kinder? Monatsschr Kinderheilk 128: 382–385

Klassifikation und neurobiologischer Hintergrund des hyperkinetischen Syndroms (HKS)

Aribert Rothenberger

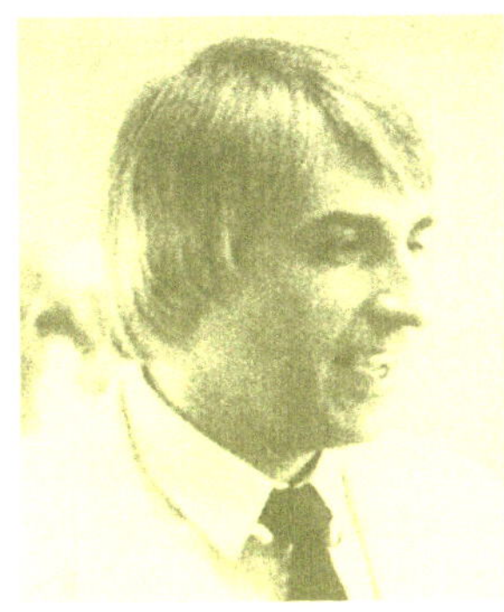

Geboren 1944, Nervenarzt und Kinderpsychiater, derzeit Professor für Kinder- und Jugendpsychiatrie in Mannheim. In der alltäglichen Krankenversorgung und im Rahmen seiner wissenschaftlichen Aktivitäten gilt seine besondere Aufmerksamkeit den Kindern mit Tic-Störungen, Sprech- und Sprachstörungen, Autismus sowie Kindern mit einem hyperkinetischen Syndrom. Forschend geht er dem Zusammenhang von Gehirnfunktionen und Verhalten, u.a. mittels Untersuchung der elektrischen Hirnaktivität und neuropsychologischer Fähigkeit nach. Therapeutisch ist es ihm ein Anliegen, daß Psychopharmaka, insbesondere bei Kindern und Jugendlichen, nur differenziert und sachkritisch eingesetzt werden sowie in einen Gesamtbehandlungsplan eingebettet sind.

1 Einleitung

Wenn von hyperaktiven Kindern gesprochen wird, so ist aus dieser Bezeichnung alleine nicht eindeutig abzuleiten, was im einzelnen darunter zu verstehen sei. Ist es ein Zuviel und/oder ein Anders-sein der Motorik wie es der berühmte Zappelphilipp von Heinrich Hoffmann zeigte? Oder gehören noch andere Merkmale dazu? Was hat es z.B. mit der Aggressivität auf sich, die der Hyperaktivität so dicht beigestellt wird?

Nicht nur für die Verständigung der Therapeuten untereinander, sondern auch zur Festlegung zielgerichteten Handelns bei der Betreuung eines hyperaktiven Kindes, ist es darum erforderlich, sich darüber im klaren zu sein, welches Verhalten „hyperaktiv" und „aggressiv" genannt werden soll und auf welchen Hintergrund (z.B. innerpsychisch, umweltbedingt, hirnorganisch) dieses Verhalten zu sehen ist (Kurzübersicht s. Remschmidt 1987).

2 Begriffsentwicklung und Klassifikation

Der Klassifikation muß aus vorgenannten Gründen eine hohe Priorität zugestanden werden, denn die Geschichte der Publikationen über hyperaktive Kinder ist voll von diagnostischen Problemen. Die Folgen davon sind beachtliche Diskrepanzen in den wissenschaftlichen Aussagen und damit große Schwierigkeiten, die erarbeiteten Ergebnisse in die Alltagspraxis überzuführen. Die Entwicklung des Denkens über diese Störung bewegte sich von der Meinung, daß das Verhalten rein organisch gesteuert werde, über den Begriff der leichten (evtl. frühkindlichen) Hirnschädigung weiter zum Begriff des hyperkinetischen Syndroms bis hin zu dem heute üblichen Begriff der Störung von Aktivität und Aufmerksamkeit (englisch: attention deficit disorder with/without hyperactivity; ADD/ADDH). Diese Benennungen wurden oft austauschbar benutzt, und es kamen weitere verwirrende Benennungen wie Lernschwierigkeiten und allgemeine psychiatrische Schwierigkeiten in Gebrauch, um in gleicher Weise gestörte Kinder zu beschreiben.

2.1 Das Konzept der minimalen zerebralen Dysfunktion

Obwohl der Begriff der minimalen zerebralen Dysfunktion (MCD) nie präzise definiert wurde, fand dieses Konzept einer organisch-syndromalen Sicht der Hyperaktivität viele Anhänger. Man versuchte, die MCD direkt mit Verhaltensmerkmalen in Verbindung zu bringen. Das war aber schlußendlich wenig überzeugend. Die Wahl der Hyperaktivität zum Kernsymptom der minimalen zerebralen Dysfunktion führte dazu, daß der Großteil der klinischen Literatur über Hyperaktivität auf vagen, schlecht definierten Gründen basiert und Hyperaktivität verschiedentlich als Drohung, als Symptom oder sogar als nichtbestehende Störungsentität oder sogar als soziale Intrige angesehen wurde (Reeves u. Werry 1987). In jüngster Zeit konnte glücklicherweise durch die epidemiologische Studie der Kinderpsychiatrie Mannheim an 8 und 13 Jahre alten Kindern klar gezeigt werden, daß eine sog. zerebrale Dysfunktion (definiert als zweifache Standardabweichung vom Mittelwert der Normgruppe, bezogen auf bestimmte Untersuchungsmerkmale) nur in ganz wenigen Fällen mit der Verhaltensauffälligkeit im Sinne einer Hyperaktivität einhergeht. Zerebrale Dysfunktion ließ sich meistens unabhängig von der Verhaltensebene erfassen. Auch die anderen Ebenen (Neurophysiologie, Neuropsychologie) waren in der Regel unabhängig voneinander und von der Verhaltensebene (Schmidt et al. 1984). Somit ist jede Verbindung zwischen Hirnschädigung und Hyperaktivität bestenfalls selten, mit derzeit verfügbaren Untersuchungsmethoden schwer zu fassen und die MCD damit am ehesten noch im Sinne eines organischen Risikofaktors für psychopathologische Auffälligkeiten zu interpretieren.

2.2 Hyperaktivität im Mittelpunkt

Es war daher verständlich, daß nach dem organisch-psychopathologischen Mischkonzept der minimalen zerebralen Dysfunktion der 60er Jahre eine allmähliche Hinwendung zu einer Klassifikation stattfand, bei der Merkmale der Verhaltensebene alleine berücksichtigt wurden. Zunächst wurde in den 70er Jahren das allgemeine hypermotorische Verhalten, die grobmotorische Unruhe, das Nicht-sitzen-bleiben-können, als das wesentliche Merkmal der hyperaktiven Kinder angesehen und die Definition der Diagnose primär danach ausgerichtet, obwohl schon frühzeitig Beobachtungen vorlagen, die ein Aufmerksamkeitsdefizit als gleichwertig ansahen und dies mit der grobmotorischen Unruhe zusammen als Hyperaktivitätssyndrom bündelten. Grünewald-Zuberbier schrieb 1975: „Bei der Beschreibung kindlicher Verhaltensstörungen der verschiedensten Genese gehört ‚Hyperaktivität' zu den häufigsten Symptomen. Es ist daher notwendig, genauer zu definieren, was hier unter ‚hyperaktiven Kindern' verstanden wird. Ausgeschlossen werden Hyperkinesen oder Bewegungsstereotypien im klinischen Sinne, wie sie z.B. im Zusammenhang mit Schwachsinnsformen, Psychosen, hirnorganischen Prozessen oder Anfallsleiden oder auch als lokal begrenzte ticartige Bewegungsformen auftreten. Es bleibt eine große Gruppe mehr oder weniger normal intelligenter Kinder mit Zeichen motorischer Unruhe bei sonst ganz verschiedenartigen Verhaltensstörungen. Auf einen Teil dieser Kinder treffen die Merkmale des sog. ‚Hyperaktivitätssyndroms' zu. Kernsymptom der Verhaltensauffälligkeiten ist hier eine im Vergleich zur Altersnorm exzessive und andauernde grobmotorische Unruhe, die für Eltern und Erzieher ein Problem darstellt. Sie ist verbunden mit Unkonzentriertheit und kurzer Aufmerksamkeitsspanne. Als akzessorische Symptome werden am häufigsten Aggressivität, Reizabhängigkeit, Affektlabilität und Impulsivität genannt."

Im diagnostischen und statistischen Manual der Amerikanischen Psychiatrischen Gesellschaft von 1968 (DSM-II) werden die obligatorischen Symptome unter der Diagnose „Hyperactive Reaction" (308.0) wie folgt beschrieben:

Hyperaktivität – hohe und deutliche Ausprägung grobmotorischer Aktivität (Lokomotion; oder „Hinterteilhyperaktivität" während des Sitzens, d.h. sich Verwinden, die Position verändern, häufig Aufstehen und Niedersetzen, aber kein Finger-Hand-Verdrehen, keine Tic-Bewegungen oder feinmotorische Muskelaktivitäten). Die Hyperaktivität tritt in Umgebungen und Situationen auf, in denen sitzendes oder ruhiges Verhalten entsprechend dem Alter angebracht ist.

Störung der Aufmerksamkeit – hohe Ablenkbarkeit und kurze Aufmerksamkeitsspanne, verglichen mit dem, was für das Alter angemessen ist.

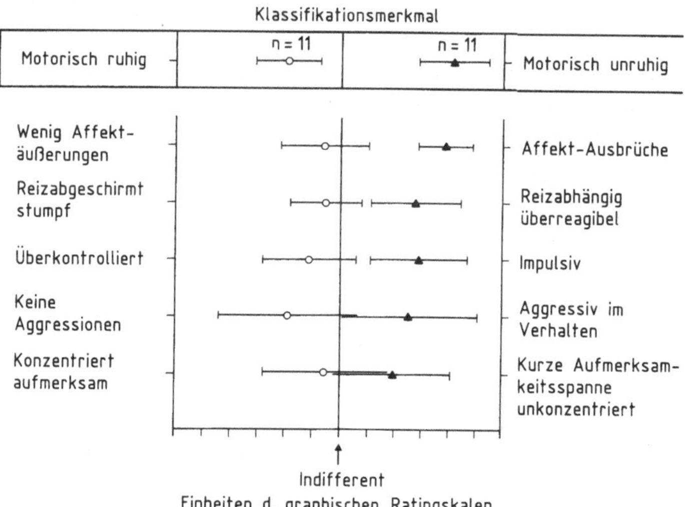

Abb. 1. Für die Einschätzung des Verhaltens wurden bipolare graphische Schätzungsskalen mit indifferentem Ausprägungspunkt in der Mitte der Linie gebildet. Die Mittelwerte und die Standardabweichungen der Extremgruppen des Bewegungsratings und der übrigen Rating-Kategorien des Hyperaktivitätssyndroms sind dargestellt. Zugrunde liegen pro Individuum die Mittelwerte von 3 Beurteilern. (Nach Grünewald-Zuberbier 1975)

Zunehmend wurde bei differentiell-psychologischen Betrachtungen der Kinder klar, daß die hyperaktiven Kinder nicht nur Auffälligkeiten hinsichtlich Bewegungsaktivität und Aufmerksamkeit zeigten, sondern daß noch andere Merkmale eine Rolle spielten. So ging z. B. die Untersuchung von Frau Grünewald-Zuberbier (1975) im Hinblick auf eine nötige Subgruppenklassifikation durch Verhaltensbeobachtung von einer Sammlung der in der Literatur am häufigsten verwendeten klinisch-psychologischen Verhaltensbeschreibungen aus. Diese ließen sich unter den folgenden Kategorien subsumieren:

- Bewegungsaktivität (unruhig, zappelig),
- Aufmerksamkeit (unaufmerksam, unkonzentriert, ablenkbar),
- Verhaltenskontrolle (unkontrolliert, impulsiv, enthemmt),
- Reizorientierung (reizabhängig, überreagibel),
- Affektivität (emotional-labil, Affektausbrüche, unberechenbar),
- Aggressivität (sozial-aggressiv).

Für die Einschätzung des Verhaltens wurden entsprechende bipolare graphische Schätzungsskalen mit indifferentem Ausprägungspunkt in der Mitte der Linie gebildet (Abb. 1). Die durchschnittlichen Korrelationen zwischen den Beurteilungsmerkmalen, insbesondere zwischen der Bewe-

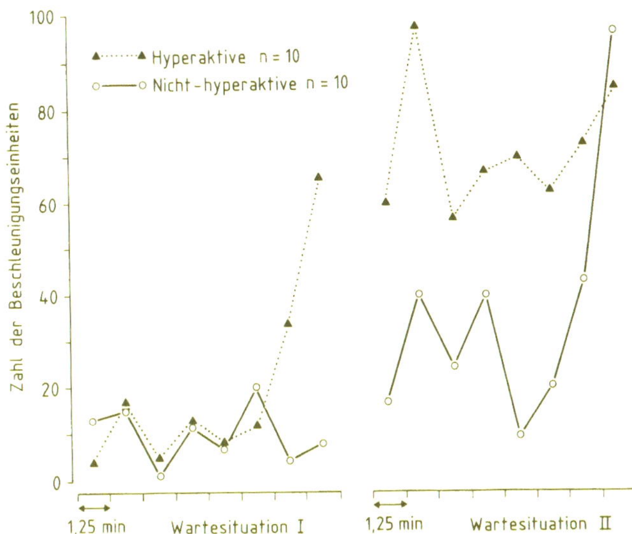

Abb. 2. Registrierung der grobmotorischen Aktivität mittels eines miniaturisierten Beschleunigungsaufnehmers, dessen Signale über einen Mikrotelemetriesender übertragen wurden. Dargestellt sind die Gruppenmediane der sequentiellen Aktivitätsraten der grobmotorischen Aktivität von hyperaktiven und nicht-hyperaktiven Kindern während zweier Situationen, in denen die Kinder stillzusitzen hatten. Beide Gruppen steigerten die motorische Unruhe im Verlauf der Wartesituationen bis auf etwa das gleiche Niveau. Der Anstieg setzte jedoch bei den hyperaktiven Kindern sehr viel früher ein als bei den nicht-hyperaktiven Kindern. Zwischen den beiden Wartesituationen lag eine standardisierte Spielphase von ca. 5 min. (Nach Grünewald-Zuberbier 1975 sowie Grünewald-Zuberbier u. Grünewald 1982)

gungsaktivität einerseits und den übrigen Merkmalen andererseits, ließen auf einen engen Symptomverband im Sinne des Hyperaktivitätssyndroms schließen. Die Bewegungsaktivität erschien dabei als die verhaltensmäßig am konkretesten definierte Schätzdimension. Die Registrierung der grobmotorischen Aktivität mittels eines miniaturisierten Beschleunigungsaufnehmers, dessen Signale über einen Micro-Telemetrie-Sender übertragen wurden, differenzierte die in den Schätzlisten als hyperaktiv bzw. als nicht-hyperaktiv eingestuften Subgruppen von Kindern in spezifischen Verhaltenssituationen in der zu erwartenden Richtung (Grünewald-Zuberbier 1975; vgl. Abb. 2). In der Situation, in der die Kinder auf die Durchführung eines Spieles warteten, und sich dabei jeglicher willkürmotorischer Aktivitäten enthalten sollten, war die Bewegungsaktivität zu Anfang und am Ende der Beobachtungszeit bei beiden Gruppen gleich. Die Hyperaktiven steigerten ihre Bewegungsaktivität allerdings schon wesentlich früher als die nicht-hyperaktiven Kinder.

Tabelle 1. Diagnostische Kriterien der Störung mit Aufmerksamkeitsdefizit bei Hyperaktivität von Kindern. (Nach DSM-III, 1980)

A) UNAUFMERKSAMKEIT: Mindestens drei der folgenden Symptome:
1. beendet vielfach nicht, was es anfängt;
2. scheint oft nicht zuzuhören;
3. ist leicht ablenkbar;
4. hat Schwierigkeiten, sich auf Schularbeiten oder andere Tätigkeiten, die längere Aufmerksamkeit erfordern, zu konzentrieren;
5. hat Schwierigkeiten, bei einer Spielaktivität zu bleiben.

B) IMPULSIVITÄT: Mindestens drei der folgenden Symptome:
1. handelt oft, ohne zu überlegen;
2. wechselt sehr häufig von einer Beschäftigung zur anderen;
3. hat Mühe, seine Arbeiten zu planen (nicht durch mangelnde intellektuelle Leistungsfähigkeit bedingt);
4. braucht viel Aufsicht;
5. ruft häufig im Unterricht dazwischen;
6. hat Schwierigkeiten beim Spielen und in der Gruppe abzuwarten, bis es dran ist.

C) HYPERAKTIVITÄT: Mindestens zwei der folgenden Symptome:
1. läuft viel herum und klettert überall hinauf;
2. hat Schwierigkeiten, stillzusitzen oder zappelt sehr viel;
3. hat Schwierigkeiten, sitzen zu bleiben;
4. bewegt sich sehr viel im Schlaf
5. ist immer „auf dem Sprung“ oder „wie aufgezogen“.

D) Beginn vor dem 7. Lebensjahr.

E) Dauer mindestens 6 Monate.

F) Nicht durch Schizophrenie, affektive Störungen oder schwere bzw. sehr schwere geistige Behinderung bedingt.

2.3 Aufmerksamkeitsstörungen als Kernsymptom

Ende der 70er Jahre fokussierte sich die Forschung zunehmend auf die Symptome, wie kurze Aufmerksamkeitsspanne, erhöhte Ablenkbarkeit und Impulsivität, als Kernsymptome, mit denen als Zusatzsymptom Hyperaktivität verbunden sein konnte. Dieses schlug sich im Klassifikationsschema DSM-III (1980) nieder (Tabelle 1). Alltagshilfen, um diesen Klassifikationen auch gerecht zu werden, stehen mittlerweile zur Verfügung. So beinhaltete die Kurzform der Conners-Skala (Tabelle 2) 10 Merkmale, nach denen ein Kind beurteilt werden kann. Liegt der Gesamtwert gleich oder höher als 15 Punkte, so kann von einem hyperkinetischen Syndrom mit Störung von Aktivität und/oder Aufmerksamkeit gesprochen werden.

Ein weiterer Punkt bezüglich der diagnostischen Diskussion um die Hyperaktivität (im Grunde gilt das auch für das Aufmerksamkeitsdefizit)

Tabelle 2. Conners-Skala. (Nach Conners 1969, 1970)

Eltern-Lehrer Fragebogen (Kurzform)

Bitte beurteilen Sie das Kind ....
hinsichtlich der aufgeführten Verhaltensweisen!

Datum: ....

	überhaupt nicht 0	ein wenig 1	ziemlich 2	sehr stark 3
1. Unruhig oder übermäßig aktiv	( )	( )	( )	( )
2. Erregbar, impulsiv	( )	( )	( )	( )
3. Stört andere Kinder	( )	( )	( )	( )
4. Bringt angefangene Dinge nicht zu einem Ende – kurze Aufmerksamkeitsspanne	( )	( )	( )	( )
5. Ständig zappelig	( )	( )	( )	( )
6. Unaufmerksam, leicht abgelenkt	( )	( )	( )	( )
7. Erwartungen müssen umgehend erfüllt werden, leicht frustriert	( )	( )	( )	( )
8. Weint leicht und häufig	( )	( )	( )	( )
9. Schneller und ausgeprägter Stimmungswechsel	( )	( )	( )	( )
10. Wutausbrüche, explosives und unvorhersagbares Verhalten	( )	( )	( )	( )

ausgefüllt von: Mutter/Vater/Lehrer(in)

muß noch erwähnt werden. Einige Arbeitsgruppen bestanden darauf, daß die Diagnose eines ADDH nur dann gestellt werden dürfe, wenn diese Kinder Hyperaktivität in den meisten, am besten in allen Umgebungen zeigten. Teilweise deshalb wurde in England die Diagnose eines hyperkinetischen Syndroms sehr selten gestellt und die Störung als nicht besonders häufig vorkommend angesehen. Zusätzlich war eine derartige Einstellung vermischt mit der Meinung, daß die meisten Fälle von Hyperaktivität in Wirklichkeit Störungen des Sozialverhaltens seien; anders gesagt, Sozialstörungen und emotionale Störungen könnten die Diagnose eine hyperkinetischen Syndroms vortäuschen. Diese brennende Alltagsfrage ist auch heute noch nicht befriedigend gelöst.

Abschließend für diesen Teil möchte ich daher empfehlen, die diagnostischen Kriterien nach folgenden Regeln klar zu fassen:

1. Hyperaktivität muß klar beschrieben werden. Am besten sollte sie operational definiert werden und sich nach DSM-III richten. Probleme der Aufmerksamkeit und der Impulskontrolle sollten als primäre Symptome angesehen werden.
2. Berichte von Eltern und Lehrern über motorische Unruhe, Hyperaktivität, kurze Aufmerksamkeitsspanne und Impulsivität, formalisiert in standardisierten Eltern- und Lehrerfragebogen, sind zu fordern. Es gibt mittlerweile verschiedene derartige Meßinstrumente mit etablierter Reliabilität und Validität, für die publizierte Normen verfügbar sind, und die Skalen besitzen, die hyperaktive Kinder von normalen Kindern unterscheiden lassen [z.B. Conners Eltern- und Lehrerfragebogen (Conners 1969 und 1970), die revidierte „Behaviour Problem Check List" (nach Quay 1983)]. Um als hyperaktiv beurteilt zu werden, sollte der Skalenwert eines Kindes wenigstens zwei Standardabweichungen über dem Mittelwert seiner Altersgruppe liegen.
3. Dauer: Die Symptome sollten mindestens 6 Monate vorhanden sein, der Beginn der Störung sollte in der frühen Kindheit liegen.
4. Pervasivität: Es sollte klare Hinweise dafür geben, daß die Störung in mehr als einer Art von Umgebung zu beobachten ist.
5. Kulturelle Kriterien: Wenn das Verhalten kulturunabhängig sein soll, dann muß hyperkinetisches Verhalten schon im Vorschulalter erwartet werden, und das beurteilte Kind sollte sich in seiner hyperaktiven Symptomatik von Geschwistern und Freunden unterscheiden.
6. Ausschlußkriterien: Es sollten grob-neurologische Abnormalitäten fehlen, keine Zeichen einer Hirnschädigung vorhanden sein und keine psychotische Symptomatik vorliegen.

Diese von Reeves u. Werry (1987) empfohlenen Kriterien können durchaus auch im Alltag zur sorgfältigen diagnostischen Beurteilung eines hyperaktiven Kindes herangezogen werden und müssen nicht nur für wissenschaftliche Untersuchungen aufgespart bleiben.

3 Neurobiologischer Hintergrund

3.1 Genetische Aspekte

Sahen wir bisher, daß in der Klassifikation mittlerweile primär von einem Aufmerksamkeitsdefizit der Kinder ausgegangen wird, so konnten wir weiter feststellen, daß zusätzlich die motorische Unruhe, das sog. hyperaktive Verhalten vorliegen kann. Letzteres wird vielfach von Problemen der Impulskontrolle mitgeprägt. Diese wiederum steht in Wechselwirkung mit psychopathologischen Merkmalen wie niedriger Frustrationstoleranz, Aggressivität, Niedergeschlagenheit, Jähzorn usw. Es ist daher von Bedeutung für die Therapie, diagnostisch auch zu überprüfen, ob bei einem Kind das gesamte Spektrum der Symptome vorliegt oder ob nur einzelne Teilbereiche eine Rolle spielen. Auch wenn wir hier nur die neurobiologischen Hintergründe bezüglich Aufmerksamkeitsdefizit und Hyperaktivität beleuchten wollen, soll doch nicht unerwähnt bleiben, wie es um die familiäre Häufung von Störungen des Sozialverhaltens und Depressivität bei Kindern mit einer Aufmerksamkeitsstörung (attention deficit disorder, ADD) steht.

Biederman (1986) untersuchte 75 erstgradige Verwandte von 22 Kindern mit ADD und verglich sie mit 73 erstgradigen Verwandten von 20 normalen Kindern. Es wurden direkte diagnostische Interviews (DICA-P, DIS) mit den Eltern der Kinder durchgeführt und dann von Beurteilern ausgewertet, die nicht wußten, ob das Interview von Eltern der normalen oder der ADD-Kinder stammte. 64% ($n = 14$) der ADD-Kinder wiesen gleichzeitig Störungen des Sozialverhaltens auf. Leider wurde über Hyperaktivität im Vergleich zur alleinigen Aufmerksamkeitsstörung nicht gesondert berichtet. Für ADD-Kinder mit zusätzlichen Störungen im Sozialverhalten war die Rate der antisozialen Störungen bei den Verwandten signifikant höher als bei den Verwandten der normalen Kontrollgruppe (42% versus 5%, $p < 0{,}001$). Anders war es bei den Verwandten der ADD-Kinder, die keine Störungen des Sozialverhaltens aufwiesen. Sie unterschieden sich diesbezüglich nicht von der Normalgruppe. Bei dieser Studie wurde zudem festgestellt, daß die Angehörigen der ADD-Kinder (hier insbesondere eineiige Zwillingsgeschwister) häufiger selbst eine ADD aufwiesen und auch häufiger an depressiven Störungen litten als Verwandte normaler Kinder. Diese Ergebnisse weisen darauf hin, daß ADD u.a. eine familiäre Störung darstellt, die mit einem erhöhten Risiko anderer psychiatrischer Störungen einhergeht. Daher sollte das Interesse an weiteren Familienstudien bezüglich ADD geweckt werden, um z.B. mittels molekulargenetischer Forschung unsere Erkenntnisse und unser Verstehen der biologischen Hintergründe dieser psychiatrischen Störung zu verbessern und so evtl. neue Therapieansätze zu entwickeln.

3.2 Feinneurologische Zeichen

Ausgehend von der Tatsache, daß unser Verhalten erkennbar wird durch motorische Aktivitäten unserer Muskulatur und diese Bewegungsmuster wiederum von unserem zentralen Nervensystem (ZNS) gesteuert werden, kann man schließen, daß Normabweichungen motorischer Muster – seien sie noch so gering und bedeutungsschwach für den Alltag – allgemein als eine Minderleistung des ZNS angesehen werden dürfen, obwohl die funk-

Tabelle 3. Beispiele feinneurologischer Zeichen (englisch: „soft neurological signs")

Feinneurologische Zeichen i. S. einer Entwicklungsverzögerung, d. h. die beobachtete Verhaltensweise kann zwanglos einer jüngeren Altersstufe zugeordnet werden

- unwillkürliche seitengleiche Spiegelbewegungen
- verspätetes Erreichen psychomotorischer Meilensteine (z. B. Stehen, Gehen, Sprechen)
- motorische Ungeschicklichkeit fürs Alter (z. B. beim Halten eines Stiftes, beim Ballfangen)
- Verlangsamung in motorischen Bewegungsabläufen
- leichte Artikulationsschwierigkeiten
- vermehrt langsame Wellen im EEG

Feinneurologische Zeichen i. S. einer Entwicklungsabweichung, d. h. die beobachtete Verhaltensweise kommt bei normaler Entwicklung eines Kindes in keiner Altersstufe vor

- abnormer Muskeltonus
- unphysiologischer Nystagmus
- Reflexasymmetrien
- pathologische Reflexe
- Störung des Mundschlusses
- auffällige Graphoelemente im EEG

tionelle neurologische Basis dieser sog. weichen Zeichen nicht im einzelnen bekannt ist.

Wenn wir auf dieser Grundlage uns den feinneurologischen Zeichen (Beispiele s. Tabelle 3) zuwenden, so muß an die zukünftige Forschung die Forderung gestellt werden, zu klären, inwieweit über eine theoretische konzeptuelle Betrachtungsweise hinaus eine praktisch-klinische Bedeutung zu erwarten ist.

Festzuhalten bleibt, daß feinneurologische Zeichen gehäuft bei ADD-Kindern im Vergleich zu normalen vorkommen. Dies gilt aber auch für andere kinderpsychiatrische Störungen; d. h. feinneurologische Zeichen sind diagnostisch unspezifische Merkmale, die keine unmittelbare Beziehung zur Verhaltensebene der ADD-Symptome herzustellen erlauben; zumal Rutter et al. (1970) bei 14% normaler 10–11 Jahre alter Kinder sog. Spiegelbewegungen fanden und Wolff u. Hurwitz (1966) bei 11% normaler Kinder choreiforme Bewegungen sahen. Insgesamt fanden sich am häufigsten Zeichen, die auf Störungen der sensomotorischen Koordination mit mangelnder Hemmung nichterwünschter Bewegungen und auf Probleme beim Sprechen hinweisen. Inwieweit hier mangelnde kognitive Impulskontrolle eine Rolle spielt und/oder ob hier eine rein motorische Basisstörung wesentlich ist, bleibt noch zu beantworten. Man kann derzeit lediglich annehmen, daß feinneurologische Zeichen Ausdruck einer leichten zentralnervösen Entwicklungsstörung sind (Reeves u. Werry 1987), sei es im Sinne einer Entwicklungsverzögerung oder einer Entwicklungsabwei-

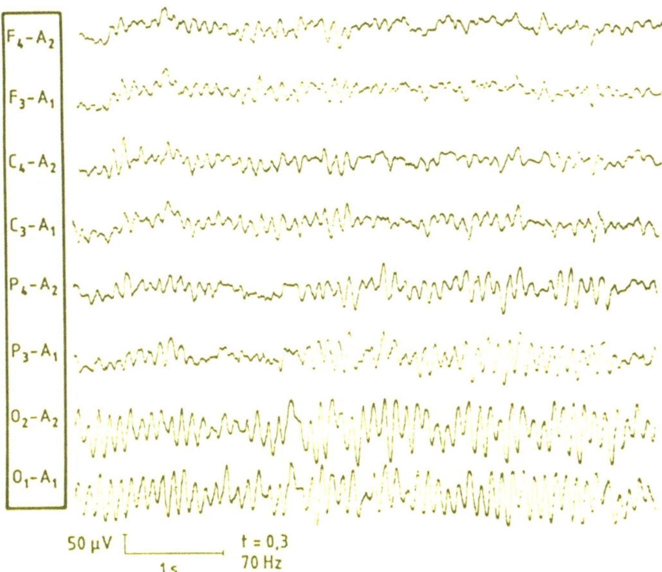

Abb. 3a. Normales EEG vom Alpha-Typ bei einem 15jährigen Mädchen mit Verwahrlosung und Verdacht auf Drogenkonsum. (Nach Rothenberger 1987)

chung. Welche klinische Bedeutung dem beim einzelnen Kind zukommt, ist unklar und hängt wohl ab von der Kompensationsfähigkeit des betroffenen Gehirns und den auf dieses Gehirn wirkenden Umgebungseinflüssen, denen das Kind ausgesetzt ist.

3.3 Elektroenzephalogramm

Hirnelektrische Aktivitäten der Nervenzellen lassen sich ohne große Belastung des Kindes mittels des Elektroenzephalogrammes (EEG) registrieren. Die Beurteilung des EEGs erlaubt somit, auf die Funktionsfähigkeit des zentralen Nervensystems zu schließen. Psychiatrisch auffällige Kinder von Inanspruchnahmepopulationen weisen deutlich häufiger einen auffälligen EEG-Befund auf (Abb. 3a und b); ein Ausdruck dafür, daß ihr zentralnervöses informationsverarbeitendes System vielfach anders funktioniert als das normaler Kinder. Um dem genauer nachzugehen und besonders den im Abschnitt für feinneurologische Zeichen angesprochenen pathogenetisch offenbar bedeutsamen Entwicklungsaspekt der ADD zu beleuchten, sollen hier eigene EEG-Untersuchungen berichtet werden (Rothenberger u. Woerner 1986).

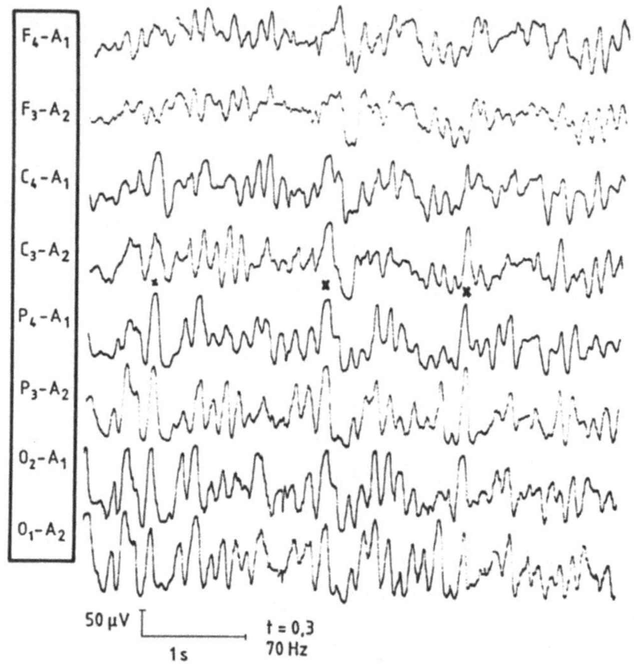

Abb. 3b. Standard-EEG eines 12,1 Jahre alten Mädchens mit hyperkinetischem Syndrom. Vermehrt langsame Wellen und arrhythmische Aktivität, biphasische steilere Abläufe parieto-okzipital (×). Insgesamt Entwicklungsabweichung mit erhöhter zerebraler Erregbarkeit. (Nach Rothenberger 1987)

Wir wissen, daß das Verhältnis von Alpha-Wellen zu Theta-Wellen im kindlichen EEG sich als hervorragendes Kriterium erwiesen hat, um die hirnelektrische Entwicklung eines Kindes zu beurteilen. Dieser Alpha-Theta-Quotient (ATQ) bietet sich damit als ein gut objektivierbares Maß der neuronalen Aktivität an, um bei kinderpsychiatrischen Störungen zu prüfen, ob dieser neurobiologische Entwicklungsfaktor eine Rolle spielt. Bei unseren EEG-Untersuchungen an 8 und 13jährigen Kindern im Rahmen der Mannheimer epidemiologischen Studie, stellte sich heraus, daß Kinder mit expansiven Störungen (gestörtes Sozialverhalten, hyperkinetisches Syndrom) sowohl im Alter von 8 Jahren als auch im Alter von 13 Jahren die niedrigsten Alpha-Theta-Quotienten aufwiesen (Abb. 4). Besonders niedrige Alpha-Theta-Quotienten im Alter von 8 Jahren zeigten die Kinder, die sowohl mit 8 Jahren als auch mit 13 Jahren im Sinne einer expansiven Störung psychiatrisch auffällig waren (ATQ = *1,3*), während solche, die anderweitig psychiatrisch auffällig blieben eine ATQ von *1,6* erreichten und diejenigen, die weder mit 8 Jahren noch mit 13 Jahren

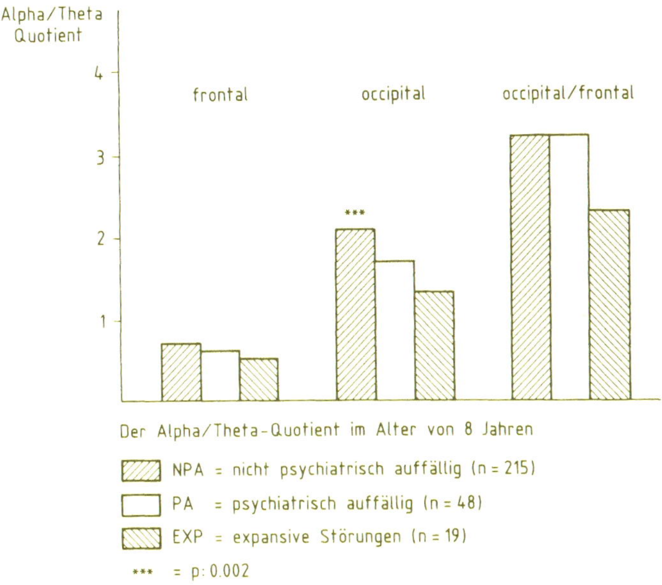

Abb. 4. Der Alpha/Theta-Quotient im Alter von 8 Jahren. Es zeigt sich, daß die Kinder mit expansiven Störungen (zu diesen gehören auch solche mit hyperkinetischem Syndrom) stets den niedrigsten Alpha/Theta-Quotienten aufweisen. Die Kinder mit expansiven Störungen unterscheiden sich nicht nur von den nicht psychiatrisch auffälligen Kindern, sondern auch von der Gruppe der andersartig auffälligen Kinder. (Nach Rothenberger u. Woerner 1986)

psychiatrisch auffällig waren, sogar einen ATQ von *2,1* hatten. Es läßt sich daraus für unser Thema schließen, daß ADD-Kinder auch auf neurophysiologischer Ebene Zeichen aufweisen, die bei ihnen eine zentralnervöse Entwicklungsstörung nahelegen. Über deren Beziehung zu Verhaltensmerkmalen kann nur im Sinne des EEGs als Risikofaktor gesagt werden: Je auffälliger ein EEG eines Kinder im Alter von 8 Jahren ist, desto eher ist eine psychiatrische Auffälligkeit mit 13 Jahren bei diesem Kind zu erwarten. Wir sollten daher jedem Kind mit einem derart auffälligen EEG-Befund unsere besondere Aufmerksamkeit bezüglich Verlaufskontrolle, aktiver Prophylaxe und Therapie schenken.

3.4 Evozierte Potentiale

Registrieren wir während einer Standardableitung des EEGs die elektrische Spontanaktivität unserer Nervenzellen, so ist es mit der Methode der evozierten Potentiale möglich, reizbezogene elektrische Hirnaktivitäten zu erfassen. Dabei kann man die Veränderungen des EEGs in Beziehung zu einem Reiz (z.B. Ton, Klick, Lichtblitz, Schachbrettmuster, Fingerbewegungen, elektrischer Reiz) aufnehmen und auswerten (Rothenberger 1987).

Bei Kindern mit einem hyperkinetischen Syndrom interessiert dabei insbesondere, wie die evozierten Potentiale durch Aufmerksamkeitsleistung, motorische Reaktion auf Reizvorgaben und willentlich initiierte Bewegungen beeinflußt werden. Darüber hinaus fragt sich, wie die in der Therapie von hyperkinetischen Kindern eingesetzten Medikamente (z.B. Methylphenidat, Pemoline, Butyrophenone) die elektrische Hirnaktivität beeinflussen.

In Untersuchungen bezüglich der selektiven Aufmerksamkeit bei hyperaktiven Kindern zeigten diese im Vergleich zu normalen Kindern nicht nur, wie zu erwarten, längere und variablere Reaktionszeiten; vielmehr ließ sich auch eine niedrigere Amplitude für die sog. N_1-Welle finden, die als Ausdruck der Aufmerksamkeitsleistung zu sehen ist (Stamm u. Kreder 1979). Die Ergebnisse von Grünewald-Zuberbier u. Grünewald (1982) zeigen ebenfalls, daß konzentrationsgestörte Kinder, im Vergleich mit nicht-konzentrationsgestörten Kindern Schwierigkeiten haben, ausreichend reizbezogene elektrische Hirnaktivität zu entwickeln. Je schwerer die Aufgabe wurde, desto deutlicher kam dieser Effekt zum Vorschein. In die gleiche Richtung weisen eigene Untersuchungen an hyperkinetischen Kindern (Rothenberger 1984). Die Aufgabe bestand für normale Kinder und hyperkinetische Kinder darin, in Abständen von 15s den rechten Zeigefinger so rasch wie möglich zu beugen und dabei sonst keine Bewe-

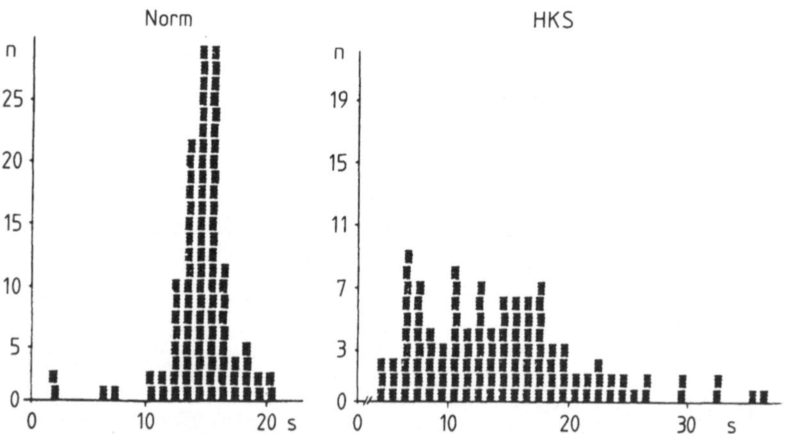

Abb. 5a. Intervallhistogramme gegen Ende der Untersuchung von zwei Knaben (*links:* normal, 11,6 Jahre; *rechts:* hyperkinetisches Syndrom, 12,2 Jahre). Die Variabilität der Zeitintervalle ist bei dem Knaben mit dem hyperkinetischen Syndrom *(HKS)* größer. Beide Kinder hatten die Aufgabe, in Abständen von 15s den Hebel eines Fahrtenreglers mittels einer Beugung des rechten Zeigefingers zu betätigen. (Nach Rothenberger 1984)

gung zuzulassen. Es kam uns darauf an, die elektrische Hirnaktivität *vor* dem Beginn der Bewegung zu erfassen, um zu sehen, wie die Kinder die verlangte Beugebewegung des Fingers mit ihrem Zentralnervensystem vorbereiten. Es stellte sich heraus, daß die hyperkinetischen Kinder, obwohl sie die verlangte Leistung nicht so gut wie die normalen Kinder vollbringen konnten, mehr elektrische Hirnaktivität über dem vorderen Hirnabschnitt entwickeln mußten als diese. Mit anderen Worten: die Kontrollfunktion des Frontalhirns mußte bei hyperaktiven Kindern vor der geplanten Bewegung stärker aktiviert werden als das bei normalen Kindern der Fall war; d.h. auch die elektrische Hirnaktivität zeigte, daß die Aufgabe für die hyperkinetischen Kinder deutlich schwerer zu bewältigen war als für die normalen (Abb. 5a und b).

Gingen bei den vorgenannten Befunden Verhalten und elektrische Hirnaktivität parallel, so muß das nicht zwangsläufig immer so sein. Das Beispiel von Halliday u. Callaway (1982) soll das verdeutlichen. Die

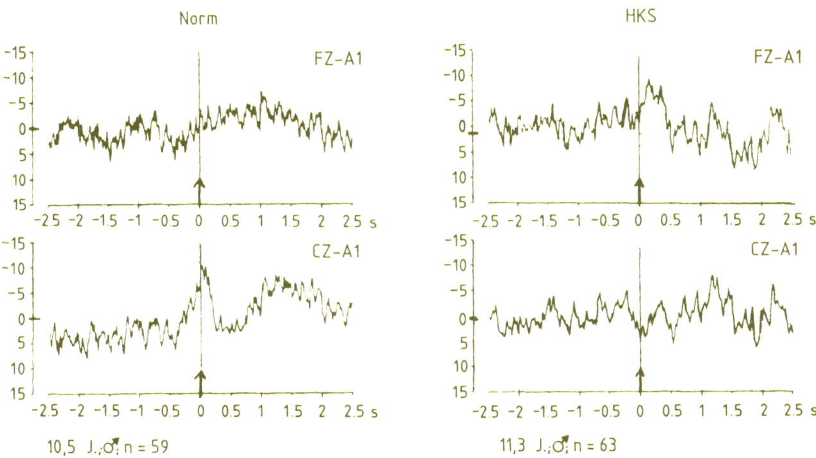

Abb. 5b. Darstellung bewegungsbezogener elektrischer Hirnaktivität über mittleren frontalen *(Fz)* und zentralen *(Cz)* Bereichen der Schädeloberfläche. Der nach oben gerichtete Pfeil markiert den Zeitpunkt des Bewegungsbeginns. Aufgabe wie in Abb. 5a geschildert. Die Darstellung links zeigt die Kurve eines normalen Knaben im Alter von 10,5 Jahren. Es wurden 59 EEG-Abschnitte von 5s Länge gemittelt. Rechts finden sich die Kurven eines hyperkinetischen Knaben (11,3 Jahre, 63 EEG-Abschnitte gemittelt). Betrachtet man die mittlere Amplitude in einem Bereich von 0,5s vor der Bewegung (links vom Pfeil), so zeigt sich, daß bei dem normalen Knaben die Amplitude des Bereitschaftpotentials über Cz deutlich größer als über Fz ist. Bei dem Knaben mit einem hyperkinetischen Syndrom ist der Amplitudenwert des Bereitschaftspotentials über Fz geringfügig größer als über Cz. D.h. der hyperkinetische Knabe hatte relativ gesehen mehr elektrische Hirnaktivität über dem vorderen Hirnabschnitt zu entwickeln, mußte sich bei der Aufgabe mehr anstrengen.

Autoren verabreichten hyperkinetischen Kindern Methylphenidat und leiteten reizbezogene elektrische Hirnaktivität ab, in diesem Falle die sog. P300-Welle der evozierten Potentiale. Gleichzeitig registrierten sie die Reaktionszeiten der Kinder auf den gekennzeichneten seltenen Reiz, der häufige Reiz sollte ignoriert werden. Die Kurve des evozierten Potentials wurde kaum durch das Medikament beeinflußt, aber die Reaktionszeit war unter dem Medikament deutlich kürzer als ohne das Medikament. Das heißt, Methylphenidat hatte nur einen geringen Einfluß auf die kognitive Verarbeitung des Reizes, aber die Nervenbahnen für die motorische Antwort wurden eindeutig fazilitiert.

3.5 Hirndurchblutung und Hirnstoffwechsel

Neben elektrophysiologischen Methoden stehen uns heute bildgebende Verfahren zur Verfügung, die es erlauben, die neurobiologischen Hintergründe des hyperkinetischen Syndroms besonders „hirnnahe" zu untersuchen. Mit radioaktiv markierten Substanzen zum Einatmen oder zur intravenösen Verabreichung können sowohl Hirndurchblutung als auch verschiedene Stoffwechselvorgänge an fast allen Orten des Gehirns sichtbar gemacht werden; sei es in Ruhesituationen oder unter vorgegebenen geistigen Leistungen, sei es mit oder ohne Medikation. Die erste derartige Untersuchung bei hyperkinetischen Kindern ist von Lou et al. (1984) bekannt. Sie berichteten von einer geringeren Durchblutung (d.h. einer geringeren Stoffwechselaktivität) der Frontallappen des Gehirns bei allen 11 hyperkinetischen Patienten und gleichzeitig von einer geringeren Durchblutung der Nucleus-caudatus-Region bei 7 hyperkinetischen Patienten. Die hyperkinetischen Kinder wurden mit normalen Kontrollkindern verglichen. Weitere Hinweise darauf, daß der Frontallappen des Gehirns eine besonders wichtige Rolle in der Pathogenese des hyperkinetischen Syndroms spielt, ergeben sich aus den vorläufigen Daten von Zametkin et al. (1986). Sie untersuchten Eltern von ADDH-Kindern. Solche Eltern, die ebenfalls als aufmerksamkeitsgestört und hyperaktiv zu diagnostizieren waren, unterzogen sich einer Positron-Emissions-Tomographie zur Bestimmung der Aktivitäten des Glukosestoffwechsels im Gehirn. Nachdem den Eltern intravenös Fluor-18-2-Fluoro-2-Deoxy-D-Glukose gespritzt wurde, lösten sie während der Glukoseaufnahme durch das Gehirn eine auditorische Aufmerksamkeitsaufgabe. Die Eltern mit ADDH wurden mit normalen Erwachsenen verglichen und wiesen gegenüber diesen insgesamt eine größere Anzahl von Fehlern in der Aufmerksamkeitsaufgabe und einen verminderten Glukosestoffwechsel im gesamten Gehirn auf. Besonders die Frontalhirnbereiche der ADDH-Eltern waren von der niedrigen Glukoseausnutzung betroffen. Schließt man in diese lokalisatorisch-funktionellen Betrachtungen noch aktuelle Tierversuche an F 3 4 4-Ratten ein, die als Tiermodell für ADDH angesehen werden und bei denen eine verminderte Aufnahmefähigkeit des Neurotransmitters Dopamin in den subkortikal gelegenen Corpus-striatum-Bereichen gefunden wurde (Unis et al. 1986), so kann zusammenfassend bei hyperkinetischen Kindern eine Störung in subkortikalen Hirnbereichen und frontokortikalen Hirnbereichen angenommen werden. Wie diese Auffälligkeiten zusammenhängen, welche Rolle im einzelnen das mesokortikale dopaminerge System sowie frontokortikale Kompensationsmechanismen spielen (Rothenberger 1984), bleibt Aufgabe weiterer Forschungen.

3.6 Medikamentenwirkung wie und wo?

Weitere Erkenntnisse in dieser Richtung könnten durch die intensivere Untersuchung von Medikamentenwirkungen erreicht werden.

Anläßlich der Tatsache, daß eine Methylphenidatbehandlung in keiner systematischen Art und Weise die lokale frontale Hirnminderdurchblutung der hyperaktiven Kinder verbesserte, obwohl positive Verhaltensänderungen und eine Verbesserung bei Hirndurchblutung in zentrenzephalen Bereichen zu beobachten waren (Lou et al. 1984), muß die Frage gestellt werden, ob das Substrat der Störung überhaupt das Substrat der therapeutischen Wirkung des Medikamentes sein kann.

Es scheint eher unwahrscheinlich, daß eine medikamentöse Therapie lediglich am Ort der neuronalen Störung wieder normale Verhältnisse herstellt und somit eine Normalisierung des Verhaltens erreicht wird. Vielmehr dürfte es so sein, daß das Gehirn andernorts spontane Kompensationsmechanismen zur Besserung der eingetretenen Störung entwickelt hat. Diese Kompensationsmechanismen könnten durch eine medikamentöse bzw. psychologische Behandlung gefördert werden und so die Störung auf der Verhaltensebene zum Verschwinden bringen, obwohl sie neurobiologisch weiter bestehen bleibt. In diesem Zusammenhang sei an neuronale Kompensationsmechanismen bei Kindern mit einer erworbenen Aphasie erinnert (Rothenberger 1986a). *Die* Hirnstruktur, die bei hyperaktiven Kindern im Blickpunkt derartiger Überlegungen steht, ist der Nucleus accumbens, ein subkortikaler Bereich des Vorderhirns. Die nachfolgenden Überlegungen zu den Wirkungen verschiedenster Medikamente zeigen dies auf.

Methylphenidat ist zusammen mit den Amphetaminen und den Butyrophenonen das Medikament der Wahl in der Behandlung von hyperaktiven Kindern (Rothenberger 1986b). Trotz der Unterschiede bezüglich der biochemischen Mechanismen gibt es wenig bedeutsame Effekte, in denen sich die Medikamente in ihrer Wirkung auf Aufmerksamkeit und motorische Aktivität unterscheiden. Im Vergleich des Effektes von Methylpheni-

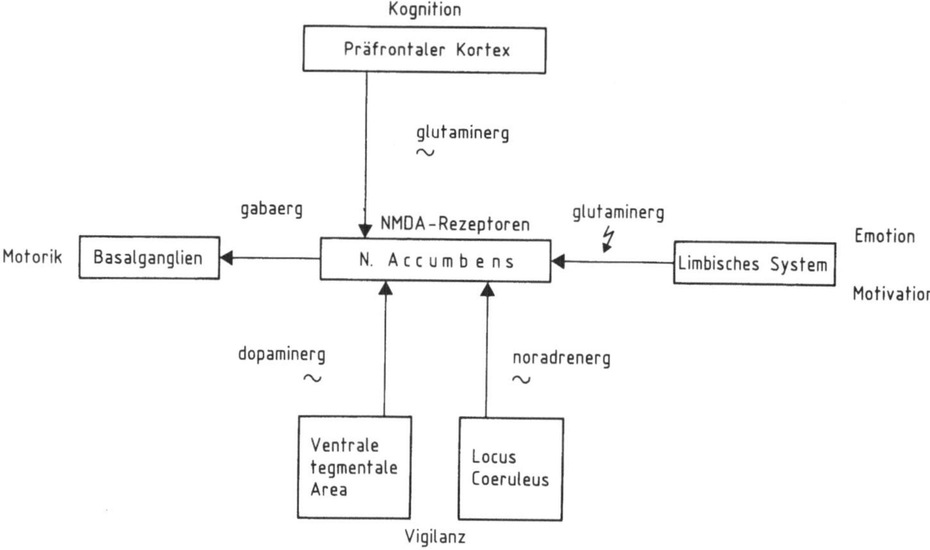

Abb. 6. Der Nucleus accumbens als zentraler Wirkort aller Psychopharmaka, die beim hyperkinetischen Syndrom wirksam sind (~: Modulation, ↯: Erregung)

dat und den Amphetaminen auf den Energiemetabolismus des Gehirns läßt sich erkennen, daß Methylphenidat und Amphetamine auch ein ähnliches selektives Muster in der Beeinflussung des Glukosestoffwechsels zeigen. Bei den niedrigen Amphetamindosen, die im Tierversuch getestet wurden (0,2 und 0,5 mg/kg KG, Dosierungen wie sie auch bei Kindern angewendet werden), zeigte sich ein Anstieg der Stoffwechselaktivität hauptsächlich in einer Hirnstruktur, nämlich dem o. g. Nucleus accumbens. Die Ähnlichkeit in der Verteilung der Veränderung der lokalen Glukoseausnutzung bei Methylphenidat und Amphetaminen läßt eine bedeutende Rolle des Nucleus accumbens in der therapeutischen Antwort hyperaktiver Kinder auf die Medikation mit Psychostimulanzien vermuten.

Der Nucleus accumbens erhält glutaminerge neuronale Projektionen von verschiedenen limbischen Strukturen, erfährt bedeutende dopaminerge Einflüsse von der ventralen tegmentalen Area, er wird von glutaminergen Afferenzen innerviert, die ihren Ursprung in dem präfontalen Assoziationskortex haben. Im Gegenzug projiziert der Nucleus accumbens zu Kernen der Basalganglien (s. Abb. 6). Es könnte also sein, daß der Nucleus accumbens wegen seinen anatomischen Verbindungen als eine Art funktionelles Stellglied zwischen limbischen und motorischen Mechanismen des Gehirns in Frage kommt (Porrino u. Lucignani 1987). Dabei könnten die sog. NMDA-Rezeptoren (sie haben L-Glutamat als Neurotransmitter), die zwar im gesamten Gehirn vorkommen, aber im Nucleus accumbens und Hippocampus besonders häufig sind, eine wichtige Rolle spielen. Möglicherweise wirken die anderen Neurotransmitter wie Dopamin und Norepinephrin nur modulierend auf die NMDA-Rezeptoren, die selbst die eigentlich verhaltenswirksamen Faktoren i.S. eines Kompensationsmechanismus darstellen könnten (Cotman u. Iversen 1987; Cotman et al. 1987). So ließe sich am besten erklären, daß sowohl dopaminblockierende Substanzen wie Butyrophenon, der alpha-adrenerge Agonist Clonidin (Unis et al. 1986), ebenso wie Methylphenidat, Pemoline und trizyklische Antidepressiva wie Imipramin zum gleichen Effekt auf der Verhaltensebene führen.

Der Nucleus accumbens wirkt demnach an einer Stelle, wo kognitive und motivationale Einflüsse von Kortex und limbischen Strukturen auf das motorische System konvergieren. Deswegen kann er durchaus als potentieller Kandidat betrachtet werden, an dem die therapeutischen Abläufe bei hyperkinetischen Kindern stattfinden, da sowohl kognitive als auch motorische Symptome durch all die Medikamente beeinflußt werden.

4 Schlußbetrachtung

Die dem hyperkinetischen Syndrom zugrundeliegende Störung wird als zentraler Defekt der Selbstregulierung beschrieben. Organisation und sequentielle Planung von Handlungen, Mobilisierung und Aufrechterhaltung „mühevoller" Daueraufmerksamkeit und die Hemmung unangemessener motorischer Reaktionen sind drei Aspekte dieses Defizits der Selbstregulation. Auf diesen Nenner läßt sich die Fülle der Einzeluntersuchungen bringen, die Defizite hyperaktiver Kinder bei Verfahren wie Monitoring, Wahrnehmungsdifferenzierung, logisches Suchen, Gedächtnis und motorische Kontrolle aufdecken. Es ist offenbar nicht primär die qualitative Seite der Informationsverarbeitung gestört, Defizite treten nämlich vor allem dann auf, wenn die Anforderungen quantitativ gesteigert werden. Anders gesagt, Menge und Komplexität der zu verarbeitenden Information, Geschwindigkeit, Gründlichkeit und Dauer führen – im Vergleich zu unauffälligen Kindern – zu Leistungseinbußen. Hingegen führen geminderte Anforderungen an die Informationsverarbeitung des zentralen Nervensystems, d.h. externe Hilfestellung, Kontrolle und Motivation zu einer Minimierung der Auswirkungen dieser selbstregulatorischen Störung. Herausgegriffen aus der Fülle der Aufgaben, bei denen Hyperaktive schlechter abschneiden, sei ein Test, bei dem der Proband andere Bewegungen ausführen muß als vom Testleiter vorgegeben. So soll er z.B. auf den Fingerzeig des Testleiters mit einer Faust reagieren. Bei dieser und ähnlichen Aufgaben zeigen Hyperaktive solche Defizite, die denen von Patienten mit Frontalhirnläsionen ähneln. Wie Patienten nach Frontalhirnläsionen zeigen sie Schwierigkeiten u.a. motorische Reaktionen zu kontrollieren, kontrolliert gegensätzliche Handlungen auszuführen bzw. imitative Bewegungen zu hemmen. Diese Beobachtung vereint sich gut mit der Hypothese von Stamm u. Kreder (1979), daß Kinder mit einem hyperkinetischen Syndrom eine Frontalhirnstörung hätten. Dafür spräche, so die Autoren, daß die Konstellation psychologischer Störungen bei Hyperaktiven, nämlich inadäquate Aufmerksamkeit, inadäquate Impulskontrolle und inadäquate Planung von Antwortsequenzen, analog den Störungen von Patienten mit bekannter Schädigung der anterior dorsolateralen und polaren Segmente des Frontallappens erscheine. Die postulierte Störung des frontalen Kortex würde dann zur inadäquaten Kontrolle der Hemmfunktion des subkortikal gelegenen Nucleus caudatus führen und folglich zu Störungen der von ihm ausgehenden inhibitorischen Kontrolle subkortikaler autonomer psychologischer Prozesse und motorischer Antworten.

Erst die Gabe von Stimulanzien mit ihrer primären Wirkung auf das dopaminerge System und der dadurch möglicherweise hervorgerufenen modulatorischen Aktivität des Nucleus accumbens, kann das gestörte Verhalten der hyperkinetischen Kinder wieder positiv beeinflussen. Die tierexperimentellen Befunde von Tassin (1980) und Glowinski et al. (1984) sowie Daten bezüglich der regionalen Hirndurchblutung bei hyperaktiven Kindern von Lou et al. (1984) weisen darauf hin, daß das mesokortikale dopaminerge System bei Hyperaktiven Defizite zeigt. So gesehen ist verständlich, daß hyperkinetische Kinder ihre subkortikale (mesenzephale) Störung nicht ausreichend durch das frontokortikale Neuronennetzwerk kompensieren können (Rothenberger 1984).

Daß die Wirkung von Stimulanzien nicht nur auf hypermotorisches Verhalten und Aufmerksamkeitsdefizite wirkt, sondern auch Aggressionen und Unterbrechungsverhalten reduziert sowie die Stimmung verbessern kann, weist zudem darauf hin, daß die komplexe Wirkung dieser Substanzen auf „motivationale Faktoren" manchmal wichtiger sein kann als die direkte Beeinflussung von Aufmerksamkeitsprozessen und motorischen Abläufen. In diesem Rahmen ist auch unsere Vorstellung über die neuronalen Kompensationsmechanismen mit wesentlicher Beteiligung des Nucleus accumbens zu sehen. Das kortikale-subkortikale Wechselspiel der Kontrollfunktionen kognitiver, motorischer und emotionaler Art muß bei der Erklärung des hyperkinetischen Syndroms zukünftig näher betrachtet, evaluiert und verbessert werden. Jedwede Therapie sollte daher helfen, die Kontrolldefizite des Kindes zu verbessern. D.h. anfängliche Außenkontrolle und Außenstrukturierung durch Medikamente und psychologische Hilfen sollten zum Ziele haben, das Kind später zur Eigenkontrolle auf der Basis erlernter Selbststrukturierung (im Sinne einer Verhaltensprogrammierung durch Therapie) zu führen.

Ob eine solche Therapie bei dem einen oder anderen Kind zum Erfolg oder nicht zum Erfolg führt, hängt auch mit davon ab, ob – allgemein gesprochen – bei dem einzelnen Kind eine neuronale Entwicklungsverzögerung vorliegt, die über die Jahre aufgeholt werden kann, oder ob diese Entwicklungsverzögerung persistierend ist, gar eine Entwicklungsabweichung vorliegt, und ob solcherlei neuronale Defizite durch das Gehirn des Kindes selbst und durch Hilfestellung der Umgebung kompensiert werden können.

Literatur

American Psychiatric Association (1968 and 1980) Diagnostic and statistical manual of mental disorders (DSM-II and DSM-III), Washington DC, USA – Deutsche Bearbeitung und Einführung von DSM-III durch Köhler K und Saß H (1984), Beltz, Weinheim

Biederman J (1986) High rates of attention deficit disorders (ADD) and major depression in relatives of ADD probands: a controlled family study. Scientific proceedings of the annual meeting of the Am Acad Child Adolesc Psychiatry, 2: 25

Conners CK (1969) A teacher rating scale for use in drug studies with children. Am J Psychiatry 126: 484–488

Conners CK (1970) Symptom patterns in hyperkinetic, neurotic and normal children. Child Dev 41: 667–682

Cotman CW, Iversen LL (1987) Excitatory amino acids in the brain – focus on NMDA receptors. TINS 10: 263–265

Cotman CW, Monaghan DT, Ottersen OP, Storm-Mathisen J (1987) Anatomical organization of excitatory amino acid receptors and their pathways. TINS 10: 273–280

Glowinski J, Tassin JP, Thierry AM (1984), The mesocortico-prefrontal neurons. TINS 7: 425–430

Grünewald-Zuberbier E (1975) EEG-Arousal-Reaktionen bei hyperaktiven Kindern. Eine psychophysiologische Studie. Habilitationsschrift, Universität Freiburg

Grünewald-Zuberbier E, Grünewald G. (1982) Event-related changes in children with different abilities to concentrate. In: Rothenberger A (ed) Event-related potentials in children. Developments in neurology, Vol 6. Elsevier, Amsterdam, pp 295–316

Halliday R, Callaway E (1982) Effects of methylphenidate on the hyperactive child's ERP. In: Rothenberger A (ed) Event-related potentials in children. Developments in neurology, Vol 6. Elsevier, Amsterdam, pp 405–408

Lou HC, Henriksen L, Bruhn P (1984) Focal cerebral hypoperfusion in children with dysphasia and/or attention deficit disorder. Arch Neurol 41: 825–829

Porrino LJ, Lucignani G (1987) Different patterns of local brain energy metabolism associated with high and low doses of methylphenidate. Relevance to its action in hyperactive children. Biol Psychiatry 22: 126–138

Quay HC (1983) A dimensional approach to children's behavior disorder: The revised behavior problem checklist. School Psychol Rev 12: 244–249

Reeves JC, Werry JS, (1987) Soft signs in hyperactivity. In: Tupper DE (ed) Soft neurological signs. Grune & Stratton, Orlando, USA, pp 225–245

Remschmidt H (1987) Das hyperkinetische Syndrom im Kindesalter. Dtsch. Ärztebl. 84: B1347–B1350

Rothenberger A (1984) Bewegungsbezogene Veränderungen der elektrischen Hirnaktivität bei Kindern mit multiplen Tics und Gilles de la Tourette-Syndrom. Habilitationsschrift, Universität Heidelberg

Rothenberger A (1986a) Aphasie bei Kindern. Fortschr Neurol Psychiat 54: 92–98

Rothenberger A (1986b) Therapie mit Psychopharmaka bei Kindern. Therapiewoche 36: 3048–3053

Rothenberger A (1987) EEG und evozierte Potentiale im Kindes- und Jugendalter. Springer, Berlin, Heidelberg, New York, Tokyo

Rothenberger A, Woerner W (1986) Elektrische Hirnaktivität bei kinderpsychiatrischen Störungen im Längsschnitt von 8 nach 13 Jahren – eine epidemiologische Studie. In: Schmidt M H, Drömann S (Hrsg) Langzeitverlauf kinder- und jugendpsychiatrischer Erkrankungen. Enke, Stuttgart, S 91–98

Rutter M, Graham P, Yule W (1970) A neuropsychiatric study in childhood. Clinics in developmental medicine, No. 35/36. Heinemann, London

Schmidt MH, Esser G, Allehoff WH et al. (1984) Syndromcharakter zerebraler Dysfunktion in Abhängigkeit von Falldefinition und Bezugspopulation – Ergebnisse einer epidemiologischen Studie. Saarländ Ärztebl 37: 225–241

Stamm JS, Kreder SV (1979) Minimal brain dysfunction: Psychological and neurophysiological disorders in hyperkinetic children. In: Gazzaniga MS (ed) Neuropsychology. Plenum Press, New York, pp 119–150 (Handbook of behavioral neurobiology, Vol 2)

Tassin JP (1980) Approche du rôle fonctionnel du système méso-cortical dopaminergique. Psychol Med 12: 43–63

Unis AS McMahon WM, Franz D (1986) A common neuropharmacological basis for the efficacy of tricyclic antidepressants, psychostimulants and clonidine in attention deficite disorder with hyperactivity. Scientific proceedings of the annual meeting of the Am Acad Child Adolesc Psychiatry 2:21

Wolff PH, Hurwitz J (1966) The choreiforme syndrome. Dev Med Child Neurol 8: 160–165

Zametkin A, Nordahl T, Gross M et al. (1986) Brain metabolism in hyperactive parents of hyperactive children. Scientific proceedings of the annual meeting of the Am Acad Child Adolesc Psychiatry 2: 23

Das hyperaktive Kind in der logopädischen Praxis

ADELHEID VON SCHWERIN

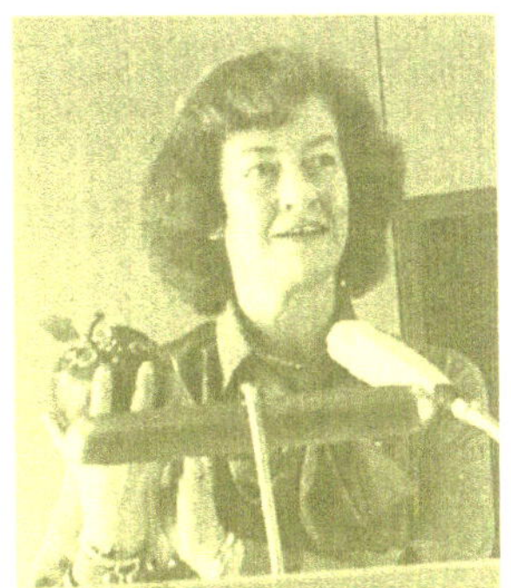

Nach der Ausbildung und Tätigkeit als Erzieherin, mit Auslandsaufenthalten, weitere Ausbildung zur Heilpädagogin und Logopädin. Seit 1971 eigene logopädische Praxis in München mit dem Schwerpunkt Kindertherapie. 1978 Ausbildung zur Lehrlogopädin, Referenten- und Unterrichtstätigkeiten in verschiedenen Verbänden, Schulen/Akademien und bei der Stadt München. Veröffentlichungen im Bereich Kindersprachtherapie. Weiterbildung in angrenzenden Bereichen (Eutonie, Psychologie, spezielle Medizin).

1 Der Anspruch

Der Anspruch der Eltern, die sich wegen Sprach-Sprech-Redefluß oder Hörproblemen an mich wenden, besteht darin, dem Kind und ihnen bei der Überwindung dieser Entwicklungsstörung zu helfen. Daß das Kind primär deutliche Auffälligkeiten in seinem Verhalten zeigt („das ist eben so, er/sie ist oft sehr böse") wird als erschwerender Faktor für die logopädische Therapie nur allmählich eingesehen.

Der Anspruch, den ich an mich stelle ist, die Überwindung des Sprachproblems als mein Ziel genau im Auge zu behalten. Ich muß mir Therapiemöglichkeiten ausdenken, die das Verhalten, die Unfähigkeiten, aber besonders die Fähigkeiten dieses einen Kindes berücksichtigen. Ich möchte auch den Eltern helfen zu erkennen, daß nicht nur das Sprechverhalten ihres Kindes Unterstützung braucht, sondern daß Schimpfen, Verbieten, Drohen das auffällige Verhalten des Kindes nur noch verschlimmert, und daß es hier auch andere Möglichkeiten gibt.

2 Die Kompetenz

Als Ansprechpartner mit mehr Zeit zum Zuhören als es z.B. dem Kinderarzt möglich ist, wird dem Logopäden häufig zugemutet, sich als Psychologe, Heilpädagoge, Spieltherapeut, Ergotherapeut und vielem mehr betätigen zu sollen. Natürlich ist es wichtig, daß Logopäden in den Grenzbereichen über viel Wissen verfügen. Um so deutlicher muß aber auch sichtbar sein, daß sich die Kompetenzbereiche voneinander trennen lassen. Das bedeutet:

a) ich habe erkannt, daß das Kind bei Überwindung seiner Sprachprobleme Hilfe braucht,

b) daß die Eltern und das Kind zusätzlich die Hilfe einer zweiten Fachkraft brauchen.

3 Die Anamnese

Es erübrigt sich an dieser Stelle, die Erhebung der Anamnese in allen Einzelheiten zu beschreiben. Ich möchte nur einige Punkte herausgreifen, auf die ich besonders eingehe, wenn ich merke, daß es sich um ein hyperaktives bzw. auffälliges Kind handelt. (Fragen zur Sprache, zum Hören, zur Wahrnehmung werden hier nicht erwähnt.)

Eltern:

Berufstätigkeit:	Mutter	Vater
ja	________	________
nein	________	________
ganztags	________	________
Schichtdienst	________	________
Nachtdienst	________	________
angestellt	________	________
selbständig	________	________
Wer betreut das Kind		
am Tag	________	________
in der Nacht	________	________

Namen der Geschwister
Weitere Bezugspersonen
Wohnverhältnisse
Fernsehen/Video

Daten über Schwangerschaft, Geburt, Entwicklung (werden nicht im einzelnen aufgeführt)

Entwicklung des
Saugens
Schluckens
Kauens
Schnuller?

Auffällige Gewohnheiten
- Daumenlutschen
- Nägelknabbern
- Zähneknirschen
- Lippenbeißen
- Nasebohren
- Pickelaufkratzen

Sauberkeitserfahrung
Erkrankungen
Allergien
Lateralitäten (Auge/Hand/Bein)

Fragen zum Ich-Gefühl und der Grundstimmung

Ängstlichkeit
Wehleidigkeit
Depressionen
Überreaktionen
Empfindlichkeiten
Eifersucht

Fragen zum Leistungsbereich

Spielverhalten
Interessenmangel
Konzentrationsschwäche
Verspieltheit
Initiative
Unordentlichkeit
Pedanterie

Besonderen Wert lege ich auf das „Nachtverhalten" des Kindes. Der Einstieg in dieses oft sehr heikle Thema ist leicht zu schaffen mit der Frage: „Wie schläft sie/er denn?" Da es dafür kein Frageschema gibt, gehört hierzu viel Fingerspitzengefühl. Hier finden wir oft den Schlüssel für kindliche Verhaltensweisen.

Ich bin oft erschüttert im Laufe eines solchen Gespräches zu hören, auf welche Wanderschaften sich kleine Kinder Nacht für Nacht in ihrem eigenen Zuhause begeben. Und wieviel Unruhe für das Kind und die Familie dadurch ausgelöst wird.

4 Beispiel Michael

Der erste Telefonkontakt: „Grüß Gott, mein Name ist Weiß. Ich möchte gerne meinen Sohn Michael zur Sprachbehandlung bei Ihnen anmelden – (Michael, laß die Mama doch einmal telefonieren!) Er ist in diesem Monat 5 Jahre alt geworden. Er spricht kein ‚k', kein ‚g', anstatt ‚r' sagt er ‚l' und das ‚sch' kann er auch noch nicht – (Michael, bitte laß die Stephanie in Ruhe!) Ja, Mittwoch kann ich kommen. Kann ich die Stephanie mitbringen? – (Michael, hör endlich auf, gib sofort der Stephanie die Puppe zurück!) Bitte entschuldigen Sie, mein Sohn ist manchmal ein bißchen lebhaft. Ich hoffe, das macht Ihnen nichts aus. Auf Wiedersehen bis Mittwoch."

Am vereinbarten Mittwoch um 10.00 Uhr kommt Frau Weiß mit Michael und Stephanie. Ohne Zögern prescht Michael in das Therapiezimmer. „Du, was is'n das? Ich will das haben. Uii."

Und plumps, fliegt schon ein Steckbrett auf den Fußboden. „Oh Michael, laß das doch stehen. Die Mama hat dir doch gesagt, du sollst nichts anfassen. Komm hierher zur Mama. Entschuldigen Sie bitte. Oh Michael, laß der Stephanie doch die Puppe."

Großes Gebrüll von Stephanie, entnervte Mutter, strahlender Michael, der inzwischen alle Legosteine im Flur verstreut hat.

4.1 Die Untersuchung

Mein erstes Gefühl ist, daß Michael hyperaktiv reagiert und außerdem seiner Schwester gegenüber sehr aggressiv ist. Ich gehe als erstes direkt auf Michael zu und sage: „Grüß dich Michael. Ich freue mich, daß du heute dein Hemd mit der Micky-Maus angezogen hast" – (Merkmalstark auf etwas hinweisen, was Michael ganz persönlich betrifft). „Prima, du hast schon ein paar Sachen angeschaut. Weißt Du was, ich habe auch so etwas ähnliches wie eine Micky-Maus. Das zeige ich dir gleich. Zuerst räumen wir aber die Legos alle miteinander auf. Ich nehme einen Bagger und du nimmst diesen Bagger (zwei Zeitschriften) und schwupp sind alle Legos wieder in der Kiste."

Dann nehme ich Michael an die Hand und sage zu Frau Weiß: „Bitte, nehmen Sie hier Platz. Da kann Stephanie gut spielen. Ich zeige Michael meine Micky-Maus, dann holen wir Sie rein."

„Schau Michael, ich lasse die Tür so weit auf, da kannst du die Mama sehen." Rums, Michael haut die Tür mit der freien Hand zu. Jetzt lasse ich seine Hand los und sage zu ihm: „Ich setze mich auf meinen Stuhl." Darauf Michael: „Du, Du ich will mal mit dem Vogel da spielen. Gibst mir den? Und das haben wir im Kindergarten auch." „Ach ja, das habt ihr im Kindergarten auch? Klar kannst du mit dem Vogel spielen. Zuerst zeige ich Dir aber einmal Deinen Stuhl. *Hier* ist er: Mein linker Platz ist leer, da wünsch ich mir den Michael her. Ja, genau und hopps – schau nur, wie groß Du jetzt bist" (Michael sitzt am Tisch). „Was *das* ist? Ein Käfer, der sieht ein bißchen so aus wie die Micky-Maus. Warum ein Käfer? Ich zeig Dir was der kann."

Nun fange ich an, den Käfer mit Hilfe eines Magneten, den ich unter den Lautbestand (Metzgerbogen) halte, von einem Bild zum anderen zu ziehen. Dabei spreche ich nur vom Käfer und frage nicht, „was ist das?" oder „was ist das?" Auf diese Weise merkt er nicht, daß es *mir* darauf ankommt, die Bezeichnung der Abbildung zu hören. Er spricht ja davon, was der *Käfer* da macht. Natürlich nimmt Michael sofort den Käfer vom Papier, weil er aber neugierig ist, sag ich ihm: „Setze ihn mal auf die Treppe, mal sehen was er dann macht. Und weißt Du was; bei den Bildern hier unten, da ziehst Du ganz allein den Magneten. Zuerst komme ich dran und dann kommst Du dran".

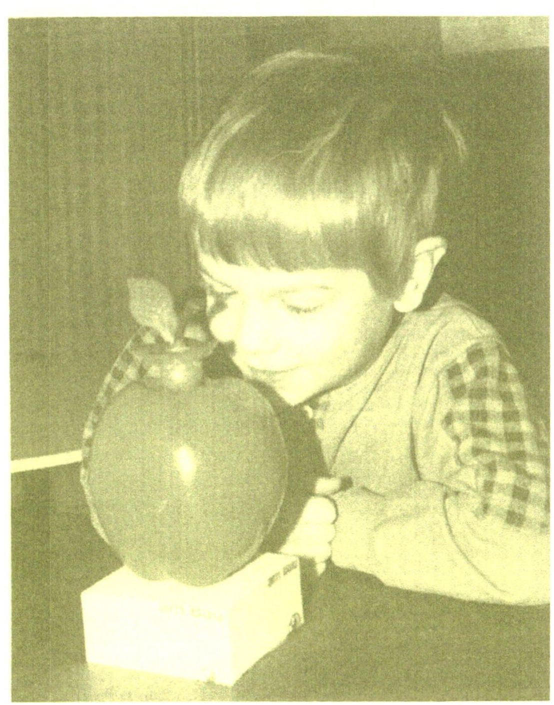

Abb. 1. Nicht nur durch Rufen, auch durch Blasen läßt sich der Wurm aus dem Apfel zaubern

An dieser Stelle ist einzufügen, daß ich einen Lautbestand auf 30 Dias habe. Dazu einen „Gucki". Gerade hyperaktive Kinder, die ständig etwas hantieren möchten, lasse ich die Dias einstecken. Damit kann ich auch sehr schnell auswählen, welche Laute ich besonders überprüfen möchte, da ich die Dias nach Artikulationsgebieten einsortiert habe.

Am Ende der Erstellung des Lautbestandes lobe ich Michael, daß er die Bilder so gut erkannt hat. Ich sage zu ihm, daß er von seinem Stuhl runterklettern darf. Inzwischen habe ich den Luftballon aus dem Schrank geholt und lasse ihn von der Decke hängen. Er haut darauf herum, so fest es nur geht; manchmal schnappe ich ihn über seinem Kopf, es geht laut und wild zu. „Paß auf Michael, jetzt noch einmal fest draufhaun, dann tue ich den Ballon wieder hier in den Schrank – schau hin – hier rein, damit Du weißt, wo er ist. Und jetzt zeig ich Dir etwas Lustiges, komm, klettere wieder auf diesen Stuhl – Du magst nicht? Du wolltest ja den Vogel anschauen. Hier ist er, nimm ihn mal in die Hand. Ich freue mich, daß Du ihn so vorsichtig halten kannst".

Michael rennt mit dem Vogel im Zimmer herum, setzt sich dann aber wieder neben mich auf den Stuhl.

Um die Artikulationsmotorik zu prüfen, verwende ich als Material gerne

a) den Apfelwurm (Abb. 1),

b) die Zauberkerze.

Gerade bei hyperaktiven Kindern spielt von vorneherein der Überraschungseffekt eine große Rolle. So möchte ich bei Michael wissen, ob er das Zäpfchen-„R" isoliert sprechen kann. Ich halte ihm den Apfel ganz nah an sein Ohr und frage leise: „Hörst Du was?" Kopfschütteln. Dann spreche ich dem Apfel zugewandt ein Zäpfchen-„R" und schon ist ein surrendes Geräusch aus dem Apfel zu hören.

Wenn ich das Geräusch länger anhaltend mache, schaut plötzlich ein Wurm aus dem Apfel. Michael ist sehr erstaunt, probiert es selber aus, ich höre, daß er isoliert das Zäpfchen-„R“ bilden kann. Er packt den Wurm, der aus dem Apfel schaut, sehr unsanft an. Ich zeige ihm den Schalter zum An- und Ausknipsen. So lasse ich ihn spüren, daß ich ihm nicht gleich alles wegnehme, sondern ihm vertraue.

Um die Luftstromlenkung zu prüfen, hole ich die Zauberkerze und sage ihm: „Michael, Du kannst zaubern und das zeigst Du gleich Deiner Mama.“ Nach dem Anzünden der Kerze muß ca. 1 min gewartet werden. Ich beschreibe dann für ihn genau, was da alles passiert. Licht, Feuer, heiß, Flackern. „So, und nun blas' die Kerze aus. Gut Michael. Und jetzt sagen wir beide Hokus-Pokus ... und schwupp brennt die Kerze wieder. Lauf jetzt bitte und hole Deine Mama herein.“ Ganz aufgeregt erzählt er seiner Mutter, daß er zaubern kann. Die Mutter hört gar nicht darauf was er sagt, sondern fragt ihn: „Ja Michael, warst Du denn auch brav? Hast Du denn auch schön gefolgt? Hast Du auch nichts kaputt gemacht? Oh, Stephanie schau!“ Die Mutter hat sie auf den Arm genommen, obwohl sie mit ihren 2 Jahren schon gut laufen kann. „Was für schöne Sachen!“ Michael: „Mama, guck mal.“ Jetzt sieht Frau Weiß die Kerze und läßt sich den Trick zeigen. Sofort wendet sie sich an mich und fragt: „Was hat er denn? Ist es schlimm? Glauben Sie, daß er bis zur Schule alles sprechen kann?“ Michael: „Stephanie, schau mal.“ (Zu mir gewandt): „Du, gibst Du mir mal den Apfel?“ Mutter: „Michael, laß das, den darfst Du nicht anfassen.“

Jetzt sage ich zu Frau Weiß: „Lassen Sie sich ruhig von Michael den Apfel zeigen, er kann das ganz prima.“ Frau Weiß: „Ja, und was ist das jetzt?“ Ich sage ihr, daß sie bitte erst einmal schaut, was Michael alles kann, dann komme ich auf ihre Frage zurück. Inzwischen habe ich für Michael und Stephanie die große Leporellostadt auf den Fußboden gestellt. Mit diesem Leporello wird der Aktionskreis der Kinder begrenzt. Mit dem Anschauen der Bilder, Fahrzeuge hinein- und herausfahren lassen, sind sie gut zu beschäftigen. Langsam löst sich die sehr angespannte Haltung der Mutter. Sie ist jedoch sofort wieder in Aktion, als sich Michael aus dem Regal ein Tier holt. „Laß das liegen.“ Ich erkläre ihr, daß ich hier die Verantwortung übernehme, und daß ich es Michael schon sage, wenn er etwas nicht nehmen darf. Da die Kinder in unserer Hörweite spielen, erfrage ich in diesem Moment nur einige Daten. Anschließend erkläre ich Frau Weiß, daß ich *vor* dem Kind niemals *über* das Kind spreche. Ich mache dann einen Beratungstermin mit Frau Weiß aus, zu dem sie mit ihrem Mann, jedoch ohne die Kinder wiederkommt. Dann setze ich mich noch zu den Kindern in die „Stadt“ und bereite Michael darauf vor, daß wir jetzt wieder miteinander aufräumen. In diesem Moment bekommt das Leporello einen Fußtritt, Stephanie fällt um, weil sich ihr Bruder einfach auf sie hat drauffallen lassen. Stephanie brüllt, Michael rast zur Zimmertür und zur Wohnungstür hinaus und verkriecht sich im Flur in einer Ecke. Frau Weiß jammert hinter ihm her: „Oh Michael, warum bist Du denn immer so bös? Schau, die Stephanie weint. Aber warte, das sage ich dem Papa, wenn er heimkommt.“

Ich gehe hinter Michael her, hole ihn wieder rein, sage ihm, daß wir die Stadt jetzt in diese Ecke stellen, damit er beim nächsten Mal genau weiß, wo wir sie wieder rausholen. Er fragt: „Und der Apfel?“ Ich sage ihm ganz deutlich, daß er auch mit dem Apfel spielen kann, wenn er nächste Woche wiederkommt. „Und noch was Michael. Ich freue mich schon, daß ich Dich nächste Woche wiedersehe.“ Nun sagt Frau Weiß zu ihm: „So Michael, nun verabschiede Dich und sag danke und gib auch die richtige Hand.“ Zu mir gewandt „Das sag ich ihm doch immer wieder.“ Ich sage zu Michael: „Schau mich an, dann winken wir uns beide und das ist dann auch wie Auf-wiedersehen-Sagen.“ Als Frau Weiß mit Michael und Stephanie unten am Haus vorbeigeht, höre ich sie sagen: „Michael, lauf nicht so schnell, bleib doch stehen, warte mal. Michael, jetzt paß doch endlich auf. Halt Michael.“

4.2 Die folgende Elternberatung

Schon im Gespräch mit den Eltern spürte ich, daß zwischen ihnen Uneinigkeit bezüglich der Erziehung der Kinder besteht. Die Schuld für verschiedene Verhaltensauffälligkeiten wurden hin- und hergeschoben, Unruhe bis zur Hektik ist spürbar. Über Michael wird berichtet, daß er schon seit der Geburt unruhig war. Verstärkt haben sich seine Verhaltensweisen nach der Geburt von Stephanie. Die Eltern berichten, daß er damals schon eine Weile Tag und Nacht trocken war und dann plötzlich wieder angefangen hat, nachts einzunässen. Diese Phase ist aber inzwischen überwunden, jedoch kommt er seitdem jede Nacht zu seinen Eltern ins Bett.

Die Eltern berichten, daß sie ihn selbstverständlich sofort wieder in sein Bett zurücktragen. Es ist jedesmal ein Kampf und wiederholt sich 3- bis 4-mal in einer Nacht.

An ein gemeinsames Spielen über längere Zeit mit Stephanie zusammen ist nicht zu denken, er nimmt ihr alle Spielsachen weg. Auch im Kontakt mit anderen Kindern fällt Michael immer auf. Die Kinder im Kindergarten meiden ihn. Auch an Spielen im Stuhlkreis nimmt er im Kindergarten nicht teil (die Mutter berichtet, seine Erzieherin „übt" mit ihm Stillsitzen und sagt „sonst darfst du nicht in den Garten").

Meine Beratungen beschränken sich im wesentlichen direkt auf die Reaktionen gegenüber Michaels Sprechen. Bei Michaels Eltern ist ein Punkt zu erwähnen, der mir gerade bei unruhigen Kindern als sehr wesentlich erscheint. Der Vater: „Ich sag immer zum Michael, der Papa hat gesagt, du sollst das lassen. Dann sagt der Michael, *ich* will aber mein Rad haben." Auch während ich mit der Mutter telefonierte, bemerkte ich, daß sie wiederholt sagte: „Michael, laß jetzt mal die Mama telefonieren." Die Eltern sind sehr erstaunt, wenn ich sie darauf aufmerksam mache, daß – wie in unserem Falle – Michael „*ich* will" sagt, aber sie selbst ihm gegenüber nur von „Mama" und „Papa" sprechen. Ich erkläre ihnen dann, wenn sie sagen *ich* möchte dich bitten oder *ich* habe gesagt, daß jetzt Schluß ist", für Michael die Abgrenzung viel deutlicher wird. (Warum verstecken sich Vater und Mutter so häufig hinter ihrer Rolle? Haben sie Angst, daß die Kinder ihr eigenes Ich nicht genügend respektieren?) Im Laufe des Gesprächs kommt auch wieder die Aussage vor: „Wir haben immer gut gegessen." Oder: „Nein, Scharlach haben wir noch nicht gehabt, Masern haben wir voriges Jahr gehabt." Identifikationsprobleme? Overprotection?

Viele Aspekte gibt es anzusprechen. Bei der Beratung von Michaels Eltern geht es mir im wesentlichen darum aufzuzeigen, daß ich sein Sprachproblem klar sehe. Ich weise aber auch deutlich darauf hin, daß u. a. seine Hyperaktivität, seine leichte Ablenkbarkeit und seine reduzierte Aufmerksamkeitsspanne Punkte sind, die ich immer berücksichtigen muß.

Besonders lasse ich sie erfahren, daß ich nicht mit Strenge, Druck und nicht einhaltbaren Versprechungen an die Therapie herangehe, sondern daß ich versuche, auf Michaels Fähigkeiten und auf die von ihm eingebrachten Anregungen einzugehen. Ich erkläre den Eltern auch, daß nur eine gute Zusammenarbeit, die mit Aufgaben auch für die Eltern verbunden ist, schließlich zum Erfolg einer Therapie führen kann.

Zusätzlich zur logopädischen Behandlung schlage ich den Eltern vor, sich mit Frau M., einer Kinder- und Jugendlichentherapeutin, in Verbindung zu setzen, mit der ich eng zusammenarbeite. Die Eltern sind damit einverstanden, ebenfalls damit, daß ich der Therapeutin erkläre, warum ich für Michael die gleichzeitige Beratung und möglicherweise eine Spieltherapie wichtig finde.

Schon in vielen Fällen hat sich diese Zusammenarbeit sehr bewährt, die in der freien Praxis nicht ohne weiteres gewährleistet ist. Ich fühle mich im Umgang mit dem Kind und den Eltern sehr entlastet und kann mich jederzeit mit der Kinder- und Jugendlichentherapeutin Frau M. austauschen.

4.3 Therapieansatz

- Die Individualität des Kindes erkennen
- Klare Grenzen aufzeigen
- Aufmerksamkeit sammeln
- Therapievorhaben in kleine Schritte aufteilen
- Aufgaben strukturieren
- Erwartungen haben, flexibel damit umgehen können

5 Der Raum

Vielfach wird empfohlen, daß der Therapieraum möglichst reizarm bis steril gehalten werden soll. Ich selbst habe in einer Institution ein entsprechendes Zimmer erlebt: im Tiefparterre mit Oberlicht, das elektrische Licht mußte auch bei Sonnenschein eingeschaltet bleiben. Linoleumbelag auf dem Boden, ein Kindergartentisch mit vielen kleinen Stühlen, ein abgeschlossener Schrank, ein großer Schreibtisch, auf dem einige Fachbücher standen, kein Bild an der Wand. Als ein Kind zur Therapie kam, wurde ein Bilderbuch aus dem Schrank genommen, der Schrank wieder abgeschlossen, der Schlüssel in die Tasche gesteckt. Die Anweisung an das Kind lautete: „Du mußt Dich hierher setzen, heute schauen wir das Bilderbuch an.“ Nach 5 min waren die Therapeutin und das Kind sehr entnervt, zum Glück gab es einen Lichtschalter. Das Kind sprang plötzlich vom Stuhl auf, der fiel um, und die Abwechslung die es sich suchte war, das Licht aus- und anzuknipsen.

Meiner Erfahrung nach kann der Raum so eingerichtet sein, daß die Kinder sofort etwas in die Hand nehmen können (z. B. Spieltelefon). Es soll viel Platz auf dem mit Teppich ausgelegten Boden sein, so daß man auch bequem dort sitzen kann. Kinderzeichnungen in Kinderaugenhöhe aufzuhängen trägt dazu bei, die Aufmerksamkeit darauf zu richten. Ein Luftballon, der von der Decke hängt, ist gerade zum Abreagieren sehr wertvoll. Spiele und Bücher sollen so hoch eingeordnet sein, daß sie zwar sichtbar, doch nicht ganz einfach zu erreichen sind.

Gerade in der Therapie eines hyperaktiven Kindes achte ich darauf, daß der Tisch leer ist, mit Ausnahme der Blumenvase und Schreibzeug. Sehr bewährt hat sich mein Tripp-Trapp-Stuhl, der an einem in der Höhe verstellbaren Tisch steht. So kann ich auf einem normalen Stuhl sitzen, und die Kinder sitzen auf gleicher Höhe. Durch das verstellbare Brett am Tripp-Trapp-Stuhl haben die Füße einen festen Stand. Kinder, deren Beine von einem großen Stuhl herunterbaumeln, können keinen Halt, keine Mitte finden und sind dadurch in ihrer Konzentration eingeschränkt.

6 Das Licht

Bei motorisch unruhigen Kindern spielt es eine wesentliche Rolle, daß der Blickkontakt nicht durch äußere Faktoren beeinträchtigt wird. Beim Spiel am Tisch oder auf dem Boden sollen die Kinder immer mit dem Rücken zur Lichtquelle sitzen, das Gesicht des Therapeuten muß immer gut ausgeleuchtet sein.

7 Therapeutisches Vorgehen

7.1 Das Ich

Eine wesentliche Möglichkeit, um ein hyperaktives Kind zu lenken, liegt im Umgang mit der eigenen Stimme. Kinder erkennen sofort, ob ein Mensch echt ist, seine eigene Person (personare = durch meine Stimme) in das Geschehen einbringt oder „ei tei tei, du bist aber ein liebes Kerlchen" sagt. An einer festen, ungekünstelten Stimme spürt das Kind: ich bin dein Partner. Aus meiner Stimme kann es auch deutlich erkennen, wenn ich ohne viel darum herumzureden einmal deutlich sagen muß: „So, jetzt ist aber Schluß."

7.2 Das Du

Viel zu oft hat das durch seine Hyperaktivität auffällige Kind erfahren müssen: „Ja *der, der* ist der Schlimme, was *der* auch immer macht." Hier ist es wichtig, daß das Kind spürt: „du bist jetzt bei mir, du bist mir wichtig. *Du* darfst sagen, was du heut noch spielen möchtest."

7.3 Das Wir

„Du bist aber blöd, du bist ja so g'schlampert angezogen, ich schieß dich jetzt tot." Diese Situation, die mir noch genau vor Augen steht, war mir im Moment sehr unangenehm. Als falsche Reaktion hätte ich es empfunden, wenn ich jetzt gefragt hätte: „Ja, warum denn, schau her, ich tu dir doch gar nichts, warum willst du mich denn totschießen?" Ich sagte dann: „So, so, du findest mich blöd, weil ich g'schlampig angezogen bin? Weißt du was, ich schau mal in den Spiegel und schau, wie ich ausschau. Findest du, daß ich meine Bluse in den Rock reinstecken soll? Also o.k., besser so? Und schau mal, was ich da noch im Spiegel sehe; da bist du ja – wir beide schauen uns an, mei ist das lustig!"

8 Das Material

Zusätzlich zu dem hier aufgeführten Material habe ich in dem Buch „Sprache haben – Sprechen können" (Herder-Praxisbuch Kindergarten) eine genaue Auflistung von Spielen mit Anweisungen zur Durchführung eingebracht, die das Hören und Zuhören, die Erweiterung des Wortschatzes, die Kommunikationsfähigkeit, die Artikulation und die Grob- und Feinmotorik im Spiel unterstützen und aufbauen.

9 Der Überraschungseffekt

Bewährt hat sich zur Unterstützung der Aufmerksamkeit beim hyperaktiven Kind das Spielmaterial, welches Überraschungseffekte bietet.

Bei den Büchern sind es diejenigen, bei denen man Türen und diverse Klappen aufmachen kann, wie z.B. die Bücher von Eric Hill „Flecki", „Gegensätze" u.a. Versteckspiele, wie z.B. einzelne Bildkärtchen in einem relativ langweiligen Bilderbuch verstecken, Puzzelteilchen unbemerkt in die Hosentasche des Kindes praktizieren und „herauszaubern".

Krabbelsack, Krabbelkiste, Krabbeltasche, Pusteschlange aus eingeschnittenen Halmen basteln sind Dinge, die die Kinder faszinieren. Ganz einfache Zaubertricks sind immer wieder beliebt, z.B. „Zwei Tauben sitzen auf dem Dach“, „Zauberkerze“, mit einem Spiegel Bücher betrachten, wobei ich Abbildungen verschwinden lasse oder sie verdopple und verdrehe.

10 Behandlung

In der Behandlung eines hyperaktiven Kindes versuche ich immer wieder, einen ausgeglichenen Spannungszustand zu erreichen. Ansätze aus der Eutonie sind hier hilfreich. Tierbeispiele (den Interessen des Kindes angepaßt): „Du bist ein wilder Löwe. Dann treffen wir uns, wir schauen uns ganz viel in unserer Stadt (Leporello) an, dann sind wir müde, Löwen legen sich dann sooo gemütlich hin.“

Ich spreche mit dem „Löwen“ und sage: „Jetzt streichle ich dich und kraule deine Mähne.“ Mit gleichmäßigen, kontinuierlichen Handbewegungen streichle ich das Kind von den Haaren über die Arme, den Rücken, die Beine bis zu den Füßen. Anschließend reckt und streckt sich „der Löwe“ und gääähnt.

Ganz verschieden große Luftballons, bis zum Riesenballon (2 m Durchmesser) lassen sich zur Unterstützung des ausgeglichenen Spannungszustandes bei Kindern sehr gut einsetzen:

Ein Riesenballon wird nur halb aufgeblasen (Staubsauger, Campingblasebalg). Das Kind legt sich drauf (ich habe es vorgemacht, damit es keine Angst hat, daß der Luftballon platzen könnte), und ich rolle es vorsichtig hin und her. Wenn das Kind mit dem Bauch darauf liegt, lasse ich die Luft langsam aus dem Ballon, bis es auf dem Boden aufkommt. Hierbei tritt ein merkliches Gefühl der Schwere auf.

Mit dem Luftballon unter leichtem Druck vom Nacken bis zu den Fußsohlen das Kind „abrollen“. Die beruhigende Wirkung, die das Kind spürt, hat mir in der Therapie schon sehr geholfen.

11 Voraussetzungen zur Durchführung der Therapie

Soll bei der Therapie die Mutter (hier stellvertretend für alle Begleitpersonen) im Raum anwesend sein? Ich habe die Erfahrung gemacht, daß die Kinder viel besser zu leiten und zur Therapie bereit sind, wenn die Begleitperson nicht im Raum ist. Natürlich muß auch hier flexibel gehandelt werden können.

Kinder, die sich nicht von der Mutter trennen möchten (oder die Mutter nicht vom Kind – wie sehr oft), dränge ich in keiner Weise. Wenn wir angefangen haben, sage ich z.B. wie selbstverständlich:

„Frau Braun, Sie wollten sich doch noch das Rezept aus der Zeitschrift im Flur abschreiben. Ja bitte, lassen Sie Ihre Handtasche hier auf dem Stuhl stehen, die Tanja paßt solange darauf auf." Die Handtasche ist ein Stück „Mutter", ohne die würde die Mutter nicht weggehen. Sie erfüllt einen wesentlichen therapeutischen Zweck.

Besonders bei den hyperaktiven Kindern bitte ich die Eltern, keine Unternehmungen vor der Therapiestunde anzusetzen. Das bezieht sich z.B. auf den Einkauf im Großmarkt, zum schwimmen gehen oder der schnelle Besuch im Krankenhaus. Die Kinder sind durch die Anfahrt schon zu sehr stimuliert, alle Extras führen wieder zu einer deutlichen Überstimulation.

12 Durchführung der Therapie

Bedingt durch das sprunghafte Wechseln von einem Interesse zum anderen („du, ich will aber jetzt schnell die Schmetterlinge aus dem Kasten holen und dann noch ein Bild malen...!") sehe ich es als meine Aufgabe an, dem Kind jetzt deutlich und bestimmt zu sagen: „Paß auf, zuerst komme *ich* dran, dann kommst *du* dran, wir arbeiten zuerst, dann spielen wir."

12.1 Der Blickkontakt

Der wesentliche Teil der logopädischen Therapie, z.B. bei einer Stammlerbehandlung, besteht im Blickkontakt. So lege ich dem sehr unruhigen Kind meine Hand auf seine Hand und sage: „Schau mich an – hör mir zu – *jetzt* kommst du." Das wiederhole ich vor jeder neuen Übung. Manchmal klebe ich mir einen kleinen Leuchtpunkt auf die Nase. Das hält den Blickkontakt sehr gut fest.

Dem wesentlichen Anteil, dem Anspruch gerecht zu werden, z.B. einen Laut beizubringen, sehe ich in der *optischen Zeiteinteilung*. Kinder haben ohne optische Unterstützung kein Zeitgefühl. Wenn sie aber genau absehen können, wann die Aufgabe beendet ist, ist es viel einfacher, sie an der Mitarbeit zu beteiligen. Der Phantasie, die Kinder mit dieser Hilfe zu unterstützen, sind keine Grenzen gesetzt.

12.2 Einige Anregungen

- 10 Striche auf ein Papier machen, nach jedem Lob darf das Kind einen „Ballon" daran malen.
- 10 Bauklötze als Turm aufstapeln, sind alle weg, sind wir fertig.

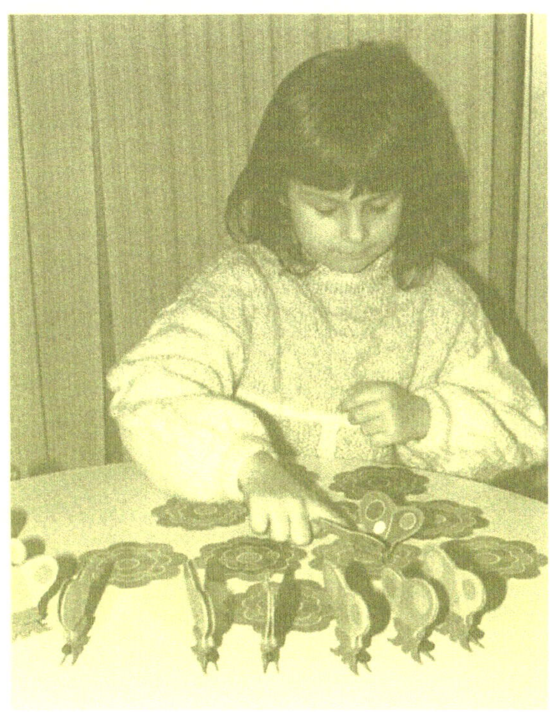

Abb. 2. Petra soll die Farbe des Schmetterlings der Blume zuordnen. Beim Öffnen des Schmetterlings übt sie die Feinmotorik, die Konzentration und die Koordination von Auge und Hand

- 10 Schmetterlinge (Schmetterlingsspiel, Abb. 2) fliegen in dem Kreis, sind alle da, können wir das Spiel spielen.
- Bunte Uhr, bei der der Zeiger weitergeschoben wird, am Schluß gibt es eine kleine Belohnung.
- Es darf dann auch *keine* Kompromisse geben „ach, versuch's doch noch einmal", das Kind muß sich fest darauf verlassen können, daß Schluß ist.
- Wird mit etwas hantiert, Schere, Stift, Faden, Knete, Memorykarte o. ä., gilt immer der Satz: „Die Augen müssen sehen, das deine Hände tun." Vor dem Spiegel: „Die Augen müssen sehen, was dein Mund tut, die Ohren müssen hören, was dein Mund sagt."

Lob: Merkmalsstarkes Loben bezieht sich auf die jeweilige Situation. Ich vermeide zu sagen: „Du hast das aber schön gemacht." Ich sage ganz bewußt: „Es freut mich, daß du die Buntstifte alleine eingeräumt hast." Wichtig ist für das Kind, genau zu wissen, wofür es gelobt wird.

12.3 Erziehung

Ich sehe es im Rahmen meiner therapeutischen Arbeit nicht als meine Aufgabe an, das Kind zu erziehen. Gerne bin ich bereit, aufgrund meiner Erfahrungen, den Eltern Hilfen anzubieten, die ihnen bei der Überwindung der Schwierigkeiten mit ihrem Kind neue Möglichkeiten in der Erziehung aufzeigen.

13 Zusammenfassung

Es kommt mir vor allem darauf an, die Individualität des Kindes zu erkennen und die Persönlichkeit *vor* das Störungsbild zu stellen. Damit will ich

- sein So-sein akzeptieren,
- die zur Therapie nötigen Grenzen klar aufzeigen,
- durch therapeutische Mittel die Aufmerksamkeit auf das Wesentliche lenken,
- Erwartungen haben, daß das Kind das therapeutische Ziel (sprechen lernen) dank meiner Flexibilität erlernen wird.

Literatur

Schaar E (1978) Elternarbeit – Last oder Chance? Reihe Kath. Kindergarten – aktuell, Bd 3, München

Schwerin A von (1984) Sprach- und sprechauffällige Kinder im Kindergarten. Reihe Kath. Kindergarten – aktuell, Bd 12, München

Schwerin A von (1987) Sprache haben – sprechen können. Praxisbuch Kindergarten. Herder, Freiburg

Bilderbücher

Hill E (1981) Ja, wo ist er denn? Schreiber, Eßlingen
Hill E (1983) Flecki hat Geburtstag. Schreiber, Eßlingen
Hill E (1982) Flecki auf Entdeckungsreise. Schreiber, Eßlingen
Hill E (1983) Gegensätze. Schreiber, Eßlingen
Hill E (1983) Wer tut was? Schreiber, Eßlingen
Hill E (1983) Tiere. Schreiber, Eßlingen
Goodall, John S (o.J.) Die Überraschung. Carlsen, Reinbek
Meggendorfer L (1982) Daumenlang und Damian. Schreiber, Eßlingen
Shapiro A (1979) Versteckspiel. Carlsen, Reinbek

Materialien

Apfelwurm: LEKIS, Immermannstr. 11, 4000 Düsseldorf
Luftballons: Harro Vareschi, Geyerspergerstr. 53, 8000 München 21
Schmetterlingsspiel: Otto Maier, Ravensburg, 7890 Ravensburg
Zauberkerzen: Komet, Dresden, DDR. Hertie. PX in amerik. Stationierungen
Tripp-Trapp-Stuhl: Karstadt oder Stokke Fabrikker A.S. 6010 Spjelkavikn, Norwegen
Leporellobücher: Kinderbuchladen Zakis. Montgelas-Str. 53, 8000 München 80

Ergotherapie bei hyperaktiven Kindern

ANNELIESE AUGUSTIN

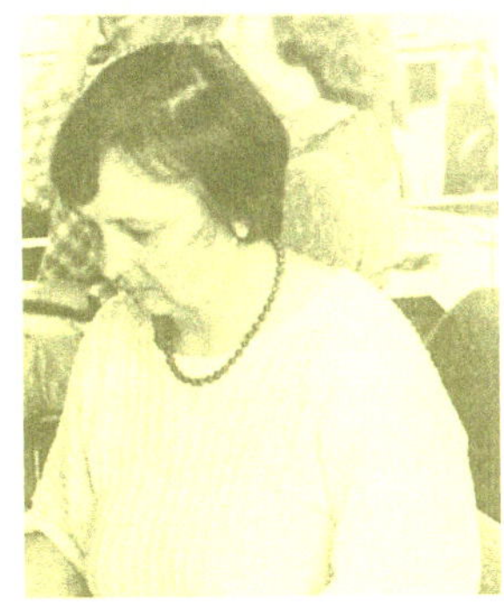

Schulausbildung u.a. in Mexiko und Tübingen, dann Ausbildung als Beschäftigungstherapeutin bis 1968 in Lippoldsberg. 1970–1973 Tätigkeit an der Kinderklinik in Trier im Bereich der Frühbehandlung. Seit 1973 an der Universitäts-Kinderklinik Heidelberg, Schwerpunkt Neuropädiatrie. Fortbildungen in den Richtungen Bobath, Frostig, Affolter, Sensorische Integration nach Ayres, Testausbildung für den SCSIT nach Ayres mit Zertifikat. Dozentin an der Schule für Beschäftigungs- und Arbeitstherapie in Karlsbad Langensteinbach seit 1977. Seminare und Fortbildungen verschiedener Art u.a. auch über die Sensomotorische Entwicklung nach Piaget.

Die Ergotherapie (Beschäftigungstherapie, Augustin 1979) wird zu den funktionellen Behandlungsverfahren gezählt, die sich vorwiegend an den jeweiligen Teilleistungsstörungen und Problemen des einzelnen Kindes orientiert. Diese Aussage ist insofern richtig, da der Ergotherapeut die Qualität und auch die Quantität der motorischen und perzeptiven Fähigkeiten beachtet. Es ist aber falsch, wenn darunter eine ausschließlich symptomorientierte Übungsbehandlung verstanden wird. Ergotherapie beinhaltet eine umfassende und ganzheitliche Behandlung der basalen sensomotorischen Funktionen. Verschiedene Materialien, Geräte und Spiele werden dem Kind bereitgestellt. Es sind Medien, die dem Kind helfen sollen, sich aktiv mit seiner Umwelt auseinanderzusetzen. Das Kind soll dabei seine eigenen sensomotorischen Fähigkeiten erfahren, erproben und differenzieren. Gleichzeitig erfährt das Kind durch den Widerstand der Gegenstände und der räumlichen Gegebenheiten seine Grenzen. Es erfährt eine verstärkte Rückmeldung seiner Handlungsweisen, die ihm zunehmend in der Selbststeuerung helfen.

1 Prinzipien der sensomotorischen Behandlung

Durch die Vorauswahl von Material und Spielgeräten werden die therapeutischen Schwerpunkte gesetzt. Sie orientieren sich an den vorhandenen sensomotorischen Funktionen des einzelnen Kindes und nicht an den sichtbaren Schwierigkeiten. Das Kind sucht sich dann aus dem jeweiligen Angebot stets das Material aus, welches ihm in dieser Situation besonders zusagt. Damit ist die Bereitschaft zur Mitarbeit von vornherein gegeben. Die Aufgabenstellung stellt dann vorwiegend den Rahmen dar, der dem Kind zur Orientierung dient, ohne es dabei unter Leistungsdruck zu setzen. Teilweise stellt sich das Kind die Aufgabe auch selber, oder sie ergibt sich aus der Situation oder der Tätigkeit. Wesentlich ist, daß das Kind nicht ständig mit seinen Problemen konfrontiert wird, ohne nicht wenigstens einen Lösungsweg zu finden. Treten Schwierigkeiten oder Hindernisse auf, an denen das Kind zu scheitern droht, so werden gezielte Hilfen angeboten, damit das Kind eine begonnene Tätigkeit zum Abschluß bringen kann. So lernt das Kind allmählich die verschiedenen Probleme über das aktive Handeln und Ausprobieren bzw. mit Hilfe seiner sensomotorischen Fähigkeiten zu lösen. Diese Problemlösung erfolgt anfangs durch den Einsatz des gesamten Körpers, später dann mehr über das Hantieren und schließlich, dank der verinnerlichten Erfahrungen, auch über das Denken. Piaget (1973) spricht von der sensomotorischen Intelligenz. Sensorik (Wahrnehmung/Perzeption) und Motorik bilden die funktionelle Grundlage für die Handlungsfähigkeit und für das spätere rationale oder schulische Lernen. Die Schulung dieser basalen Funktionsbereiche gehört schon immer zu den grundlegenden Aufgaben der Ergotherapie.

Obwohl in der Ergotherapie schon lange MCD-Kinder und auch hyperaktive Kinder jeder Alters- und Entwicklungsstufe behandelt werden, wird dies in der Literatur kaum erwähnt. Gerade der ganzheitliche, sensomotorische Ansatz wird diesen Kindern gerecht. Je nach Entwicklungsstand, sensomotorischen Fähigkeiten, Schweregrad und Gesamtproblematik kommen die verschiedenen Behandlungskonzepte (Affolter 1987; Ayres 1979, 1984; Bobath 1962, 1969, 1970, 1971; Frostig 1973, 1974, 1981; Psychomotorik nach Kiphard 1979, 1983 u. a.), Wahrnehmungs- und gelegentlich auch Hirnleistungs-Trainingsprogramme zum Einsatz. Dabei werden die verschiedenen Maßnahmen einzeln oder auch kombiniert, individuell auf das einzelne Kind abgestimmt.

1.1 Einzeltherapie

In der Einzeltherapie erhält das hyperaktive Kind volle Aufmerksamkeit und Zuwendung. Solange das Kind aktiv ausprobiert und sich auf seine Tätigkeit konzentriert, bleibt der Therapeut abwartender und aufmerksamer Beobachter, damit das Kind „seinen Lösungsweg" allein finden kann. Sobald Schwierigkeiten auftreten, die vom Kind im Augenblick nicht gemeistert werden können, werden Orientierungs- oder Führungshilfen angeboten. Diese individuelle und situative Hilfestellung dient dem Kind gewissermaßen als „Wegweiser" über unübersichtliche „Wegstrecken" hinweg, damit es die Hindernisse und Probleme, die sich ihm in den Weg gestellt haben, überwinden lernt, statt vor ihnen zurückzuweichen oder aufzugeben. Hat das Kind erst einmal den gesamten Handlungsablauf erfahren, so ist er ihm beim zweiten Mal schon nicht mehr vollkommen fremd. Es erinnert sich evtl. sogar teilweise daran und kommt einen Schritt selbständiger zurecht. Jeder Erfolg stärkt das Selbstbewußtsein des Kindes und allmählich versteht es, daß Widerstände überwindbar sind, daß es nicht gleich verzweifeln muß, wenn es auf Anhieb nicht gelingen will. In diesem Rahmen darf nicht vergessen werden, daß die Aktivitäten und Handlungsweisen von emotionalen Empfindungen begleitet werden. Zwischen der Sensomotorik und der psychischen Einstellung besteht eine enge Wechselwirkung, die immer mitberücksichtigt werden muß. Es ist daher von wesentlicher Bedeutung, daß das Kind eine positive Einstellung zu sich selber sowie zu seinen Handlungen erhält, damit es Frustrationen besser tolerieren kann. Die Anleitung der Eltern ist ein wesentlicher Bestandteil der Ergotherapie.

1.2 Gruppentherapie

In der Gruppenbehandlung lernt das Kind sich auch mit anderen Kindern auseinanderzusetzen. Das Kind muß nun seine Bewegungen nicht mehr nur den Geräten und Tätigkeiten anpassen, sondern es muß sich auch auf die Aktivitäten der anderen Kinder einstellen. Dies verlangt ein hohes Maß an Koordination, Bewegungssteuerung und Reaktionsvermögen. Die Aufmerksamkeit des Therapeuten gilt nun nicht mehr speziell jedem einzelnen Kind, sondern dem Gruppengeschehen. In der Gruppe steht das Kind nicht mehr im Mittelpunkt. Es lernt einerseits sich durchzusetzen und zu behaupten, andererseits lernt es auch auf die anderen Kinder Rücksicht zu nehmen und abzuwarten. Die Wahrnehmung erweitert sich zur „Sozialwahrnehmung". Gleichzeitig erfahren die Kinder verschiedene Lösungswege, da ja jedes Kind andere Möglichkeiten findet. Indem sie sich gegenseitig beobachten, nachahmen und auch helfen, erweitern und variieren sie ihre Handlungs- und Verhaltensschemata.

Die Entscheidung, ob Einzel- oder Gruppentherapie zu verordnen ist, hängt von den speziellen Problemen des einzelnen Kindes ab. Bei den jüngeren Kindern oder denjenigen, die große Probleme haben, ist eine Einzeltherapie vorzuziehen, da diese Kinder in der Gruppe überfordert wären. Später läßt sich dann vielleicht eine Zweierbeziehung aufbauen, die dann zu einer Gruppe von 4–6 Kindern erweitert werden kann. Als ideal hat sich eine Gruppe von 4 Kindern, die von zwei Therapeuten geleitet wird, herausgestellt.

Bei Vor- und Grundschulkindern oder Kindern, die keiner umfassenden Hilfestellung mehr bedürfen, ist die Gruppentherapie zu empfehlen. Sie lassen sich in der Gruppensituation oft besser motivieren als in der Einzelstunde, in der sie sich zu sehr beobachtet fühlen.

Bei einigen Kindern ist sogar die Kombination von Einzel- und Gruppentherapie anzuraten, vor allem dann, wenn derselbe Therapeut beide Therapieformen durchführt. In der Einzelstunde kann das Kind dann besser auf die Gruppensituation vorbereitet werden. Da der Therapeut die spezifischen Probleme des Kindes aus der Einzelstunde kennt und auch das Vertrauen des Kindes erworben hat, kann er ihm in der Gruppe gezieltere Hilfestellung geben. Probleme wiederum, die sich in der Gruppensituation ergeben haben, können dann in der Einzelstunde aufgearbeitet werden.

Der ergotherapeutische Ansatz auf der primären Entwicklungsebene der Sensomotorik vermittelt dem Kind kein theoretisches Wissen, mit dem das Kind nichts anzufangen weiß. Solange basale sensomotorische Defizite bestehen, ist ein systematisches Üben und Lernen im Sinne des Erwachsenen oder des schulischen Lernens, sind Trainingsstunden zur Konzentration oder Ausdauer wenig erfolgreich, da das Kind diese Inhalte nicht assimilieren kann, d. h. nicht mit seinen sensomotorischen Erfahrungen in Beziehung bringen kann. In seinem Bemühen den Anforderungen gerecht zu werden, lernt das Kind vieles „auswendig“, ohne den eigentlichen Sinn zu begreifen, und so wird das „angelernte Wissen“ allmählich zu einem Ballast, unter dem das Kind zusammenbricht, wenn es dem Druck nicht mehr gewachsen ist.

Ziel der Ergotherapie ist es, dem Kind zu helfen, seine vorhandenen sensomotorischen Fähigkeiten zu stabilisieren, zu gebrauchen, zu differenzieren und zu organisieren. Während der Therapeut das Kind genau beobachtet, um im richtigen Moment die richtige Hilfestellung, den richtig dosierten Stimulus zu geben, darf und soll das Kind frei spielen und hantieren. Das Kind selber soll nicht bewußt bestimmte Funktionen beachten, da dies in der Regel eher zu einer Blockade oder Funktionsverschlechterung führt. Gerade das kleine Kind lernt noch unbewußt im Spiel durch seine sensomotorischen Aktivitäten.

Die Probleme des hyperaktiven Kindes oder die des MCD-Kindes lassen sich allerdings nicht allein durch die Ergotherapie beeinflussen oder gar beheben. Es ist weitreichend bekannt, daß die Problematik dieser Kinder sehr umfangreich und mehrschichtig sein kann und daher auch unterschiedlicher Behandlungen bedarf (Bauer 1986). Diese verschiedenen Therapieansätze sind bereits mehr oder weniger bekannt (medikamentöse Therapie, Diät, Psychotherapie, Familientherapie, psychologische Betreuung, Verhaltenstherapie, Krankengymnastik, Psychomotorik, Reittherapie, Logopädie, Heilpädagogik und andere pädagogische Maßnahmen usw.). Eine Ergotherapie läßt sich durchaus mit der einen oder anderen dieser Maßnahmen kombinieren. Allgemein sollte aber daran gedacht werden, daß, je nach Gesamtproblematik, Schwerpunkte gesetzt werden, um Eltern und Kind nicht zu überfordern. Außerdem ist eine enge Zusammenarbeit derjenigen erforderlich, die mit dem gleichen Kind arbeiten, damit die Maßnahmen ineinandergreifen können und sich nicht widersprechen. Als Ergotherapeutin kann ich nur den Teil der Ergotherapie im Rahmen der Gesamtbehandlung des hyperaktiven Kindes beschreiben.

2 Hyperaktivitätssyndrom aus der Sicht der Ergotherapie

Die Bezeichnung: „Hyperaktivität" wird sehr unterschiedlich angewandt. Teilweise werden minimale zerebrale Dysfunktion (MCD, Berger 1977), psychoorganisches Syndrom (POS, Ehrat 1987) und hyperaktives Syndrom synonym verwandt, teilweise erscheint die Hyperaktivität als Untergruppe der MCD, zusammen mit den Teilleistungsstörungen (Lempp 1976), Verhaltens- und Lernstörungen. Das Erscheinungsbild ist vielfältig und schwer faßbar, und die Probleme dieser Kinder beschäftigen Pädiater, Neurologen, Psychiater, Psychologen, Therapeuten, Pädagogen und Eltern gleichermaßen. Hyperaktive Kinder fordern uns immer wieder heraus. Sie lassen sich nicht in bestimmte „Kategorien" einordnen, sondern bleiben „Einzelfälle", trotz vieler Gemeinsamkeiten. Hyperaktive Kinder führen uns auch immer wieder an unsere eigenen Grenzen.

Aus der Sicht der Ergotherapie sind hyperaktive Kinder stets in einer inneren und äußeren Unordnung. Sie können ihr Handeln nicht organisieren und lassen sich von der sich ständig veränderbaren Außenwelt manipulieren. Sie können sich nicht auf sich selber konzentrieren, „fließen auseinander" statt sich zu „sammeln" und können sich nicht selbst steuern. Sensorische Reize, Informationen und Aufforderungen werden nicht kanalisiert, sondern sie „überfallen" das Kind, das nicht richtig weiß, wie es reagieren soll. Die sensomotorischen Basisfunktionen sind noch instabil oder weisen bei genauerer Beobachtung oft beträchtliche Lücken auf, so daß dem Kind die verschiedenen Handlungsschemata nicht jederzeit zur Verfügung stehen.

Diskrete neurologische Befunde sind Hinweise für eine Reifungsverzögerung des ZNS. Koordinationsstörungen, Unsicherheiten im Gleichgewicht, Auffälligkeiten in der motorischen Anpassung und Planung, Störungen im Bewegungsfluß und in der allgemeinen Geschicklichkeit werden immer wieder festgestellt. Die typische motorische Unruhe des hyperaktiven Kindes kann zumindest teilweise auf diese Probleme und auf die erhöhte Irritierbarkeit zurückgeführt werden.

Die psychomotorische Entwicklung ist beim hyperaktiven Kind oft unharmonisch oder gar auffällig. Anfänglich ruhige Kinder erreichen die statomotorischen Meilensteine der Entwicklung verzögert. Vor allem das Drehen (Rotation) und die aktive Aufrichtung aus der Waagrechten kann unzureichend sein. Sobald dann das Kind das aktive Laufen erlernt hat, ist der Bewegungsdrang sehr groß, so als ob es die motorischen Erfahrungen nachholen wolle. Manche Kinder haben aber weiterhin Schwierigkeiten in der stabilen Haltungskontrolle und können aus diesem Grunde nicht lange still sitzen oder stehen bleiben. Ihre motorische Unruhe erschwert die konzentrierte Auseinandersetzung mit den verschiedenen Dingen im Spiel.

Andere Kinder fallen u. U. schon sehr früh durch ihre Unruhe auf. Die mangelhafte Aufrichtung und Haltungsstabilität in Bauch- und Rückenlage läßt die Kinder zappelig erscheinen. Diesen Kindern fällt die gezielte Ausrichtung und Anpassung der Bewegung schwer. Infolge der ständigen Unsicherheit kann es passieren, daß diese Kinder bei Fremdbewegungen, wenn sie den konkreten Kontakt zum Boden verlieren, in Panik geraten. Sie brauchen oft den „äußeren Halt", weil ihnen der innere Halt fehlt.

Manche Kinder wiederum erlernen das freie Laufen sehr schnell, manchmal ohne die „Zwischenstufen" ausreichend zu stabilisieren. Sie sind dann in ständiger Bewegung. Es scheint teilweise so, als ob sie die Bewegung brauchen, um ihre aufrechte Haltung zu bewahren. Gefahren werden von diesen Kindern wenig beachtet.

Wahrnehmungsstörungen werden beim hyperaktiven Kind ebenfalls immer wieder festgestellt. Allerdings finden die visuellen und auditiven Schwierigkeiten oft mehr Beachtung als die basalen Defizite der Körpersinne (Tastsinn, Tiefensensibilität, Gleichgewichts- und Raumlageempfinden). Diese Beeinträchtigung der Körpersinne wirkt sich aber auf die Motorik wesentlich stärker aus. Infolge mangelhafter Körperwahrnehmung hat sich das Kind selbst nicht richtig unter Kontrolle. Mangelhafte Integrationsfunktion der somatosensorischen Stimuli kann zu einer Abwehrreaktion führen, die sich in Form allgemeiner Unruhe (auf ständiger Flucht vor den Reizen) oder auch in einem aggressiven Verhalten äußern kann. Die Aktivitäten des hyperaktiven Kindes sind oberflächlich und impulsiv. Es bemerkt infolge unzureichender Rückmeldung oft die Konsequenzen seiner Handlungsweisen nicht, und so kommt es, daß das Kind die Zusammenhänge, daß es Ursache und Wirkung nicht wirklich erfahren hat und immer wieder die gleichen Fehler macht bzw. aus seinen Fehlern nicht lernen kann.

Die Wahrnehmungsstörungen wirken sich beim hyperaktiven Kind vor allem auf die Integrationsfunktion aus. Es hat Schwierigkeiten, die vielen Einzelreize zu selektieren. Alles ist gleichwertig, und das Kind weiß nicht, wo es beginnen soll. Diese grundlegenden Figur-Grund-Störungen (nicht nur im visuellen System) beeinträchtigen die intermodalen und serialen Leistungen und damit auch das Handlungsplanen.

Aus dieser Betrachtungsweise werden Impulsivität, Aufmerksamkeits- und Konzentrationsstörungen des Kindes verständlich. Infolge seiner Impulsivität und hoher Ablenkbarkeit gerät das hyperaktive Kind in ein Chaos, aus dem es allein nicht herauskommt. Die Ereignisse werden – je nach Zufall – zusammenhanglos erlebt. Das Kind erlebt die Zuwendung und Ablehnung der Umwelt, ohne recht zu begreifen, warum es so ist, und daß es selber dazu beiträgt.

Vor allem das intelligente Kind erlebt sein Versagen immer wieder, ohne zu wissen, wie es dieses verändern kann, z. B. wenn es sieht, wie mühelos die Klassenkameraden ihre Aufgaben erfüllen und gute Noten erhalten, während seine enormen Anstrengungen fruchtlos bleiben und kaum Beachtung finden. Bemerkt werden weniger die Anstrengungen, die das Kind unternimmt, als vielmehr seine Schwierigkeiten, seine Ungeschicklichkeit, seine Langsamkeit, seine mangelhafte Konzentration, sein ungezogenes Verhalten usw.

Auf Grund dieser Betrachtungsweise lassen sich auch die Lernstörungen des hyperaktiven Kindes besser verstehen.

In diesem Zusammenhang sollte zwischen einer Lernstörung und einer Lernbehinderung unterschieden werden. Bei einer Lernbehinderung oder Intelligenzminderung ist die Lernkapazität des Kindes begrenzt. Im Rahmen dieser gegebenen Grenzen kann aber auch das geistig behinderte Kind lernen. Sind keine zusätzlichen sensomotorischen Störungen vorhanden, so kann sich das Kind in einfacher Weise mit seiner Umwelt auseinandersetzen, es kann sich allein beschäftigen und einfache, alltägliche Verrichtungen selbständig durchführen lernen. Lernstörungen stellen dagegen eher eine Beeinträchtigung des Lernvorganges dar, so daß das Kind, trotz vorhandener Fähigkeiten, nicht lernen kann. Das hyperaktive Kind weist häufig eine normale Intelligenz auf, dennoch hat es Lernschwierigkeiten. Es hat den Kopf voll, ohne recht zu wissen, was es mit dem angesammelten Wissen anfangen soll. Es kann das Gelernte nicht anwenden. Die Differenzierung von Mittel und Zweck, das Einordnen und Organisieren der einzelnen Handlungsschritte in bezug auf ein bestimmtes Ziel, das Überwinden von Hindernissen und die Fähigkeit, das bisher Gelernte neu zu gruppieren, zu verändern und auf neue Situationen zu übertragen, das alles sind Fähigkeiten, die im IV. Stadium der Sensomotorik nach Piaget (1975) im Alter zwischen 8–12 Monaten erworben werden. Lernstörungen lassen sich bei genauer Überprüfung teilweise bis auf dieses IV. Stadium der Sensomotorik zurückführen, obwohl das Kind altersgemäße Leistungen zeigen kann. Erfolgt der therapeutische Ansatz auf der Ebene der Sensomotorik, so lassen sich die Lernstörungen günstig beeinflussen. Hat das Kind erst einmal Handlungsstrategien erworben, so wirkt sich dies nach und nach auch auf das schulische Lernen aus. Bei einer Lernbehinderung kann man dagegen dem Kind zwar helfen, sich besser zu organisieren, aber die Leistungsminderung bleibt bestehen.

Das hyperaktive Kind hat Schwierigkeiten, komplexe Aufgaben oder Situationen zu überblicken oder zu strukturieren. Es kann die Einzelschritte eines Handlungsablaufes nicht ordnen, sondern beginnt irgendwo oder an mehreren Stellen gleichzeitig. Das selbständige Arbeiten ist kaum möglich. Das impulsive Verhalten des Kindes führt dazu, daß es kaum einen gesamten Handlungsablauf kennenlernt. Aus diesem Grund ist es auch kaum in der Lage, sein eigenes Vorgehen zu rekonstruieren, eigene Fehler zu erkennen oder zu korrigieren. Die Schwierigkeiten in den serialen Wahrnehmungsleistungen zeigen sich auch beim Nachvollziehen von Symbol- und Zahlenreihen, beim Buchstabieren oder beim Rechnen. Viele Kinder mit Rechenproblemen haben Schwierigkeiten beim konstruktiven, räumlichen Gestalten, da Körper- und Raumwahrnehmung beeinträchtigt sind.

Impulsivität und Wahrnehmungsstörungen erklären auch die Konzentrations- und Aufmerksamkeitsstörungen. Die motorischen Schwierigkeiten des Kindes, insbesondere die Probleme in der Haltungsstabilität, der motorischen Anpassung, Planung und Steuerung, beeinträchtigen die Konzentration immer wieder. Nicht selten muß das Kind die an sich automatischen Bewegungsabläufe mehr oder weniger bewußt regulieren. Dieses Bemühen um die Haltungs- und Bewegungskontrolle verlangt vom Kind volle Konzentration, so daß es den Lerninhalten nur noch oberflächlich folgen kann. Die häufig beeinträchtigte Figur-Grund-Wahrnehmung erschwert dem Kind die Selektion und Integration der zahlreichen Einzelreize, die von allen Sinnessystemen gleichzeitig eintreffen. (Die Figur-Grund-Wahrnehmung begrenzt sich nicht nur auf die visuellen Leistungen.) Das Kind kann das Wesentliche nicht erfassen, läßt sich leicht ablenken und irritieren, so daß es die Übersicht bzw. die Orientierung verliert.

Die mangelhafte Merkfähigkeit des hyperaktiven Kindes hängt ebenfalls mit dieser Problematik zusammen, denn, wie soll es etwas im Gedächtnis behalten, was es nur flüchtig wahrgenommen hat?

Manche Sprachauffälligkeiten bei hyperaktiven Kindern können auch auf sensomotorische Defizite zurückgeführt werden. Solche Kinder sprechen oft verwaschen, undeutlich und hektisch – sie poltern. Das Kind will oder muß zuviel auf einmal sagen und kommt mit den Bewegungsabläufen von Mund und Zunge nicht so schnell nach. Auch besteht eine enge Beziehung zwischen Artikulation, Mundmotorik und Fingerfertigkeit. Der Dysgrammatismus spiegelt oft die serialen Probleme wider. Die Kinder haben Schwierigkeiten, die Worte richtig zu einem Satz zu ordnen.

Viele hyperaktive Kinder sind aber auch ausgesprochen redegewandt und manchmal kaum zu bremsen. Sie kompensieren damit ihre Handlungsprobleme und sichern sich so die Aufmerksamkeit ihrer Umwelt. Dennoch ist das Erzählen des Kindes häufig genauso sprunghaft wie sein allgemeines Verhalten, so daß Außenstehende seinem Erzählen nicht immer folgen können.

Problematisch ist auch das Umsetzen der verbalen Anweisungen in die Handlung. Selbst wenn das Kind selber erzählt, was es machen will, kann es dieses nicht immer auch tun. Häufig weicht es dann in neue Erzählungen aus, erfindet neue Ideen, neue Ausreden und gerät so erneut in ein Chaos.

Die Verhaltensstörungen des hyperaktiven Kindes resultieren einerseits aus dem bereits Gesagten, andererseits aus den Wechselprozessen, die zwischen ihm und der Umwelt stattfinden.

Aktivitäten, Handlungen, Wahrnehmungen werden stets von emotionalen Empfindungen begleitet. Die Reaktion der Umwelt spielt dabei eine große Rolle, denn sie vermittelt dem Kind das Gefühl der Anerkennung oder Ablehnung. Nur wenn sich das Kind sicher und geborgen weiß, kann es angstfrei agieren und über das Experimentieren Erfahrungen sammeln. In dem Maße, wie das Kind erlebt, daß es die Dinge beherrschen kann, wird es selbstsicherer. Die zahlreichen Erfahrungen werden dann immer mehr verinnerlicht, und das Kind lernt sein Handeln aus der Vorstellung heraus zu planen. Im zunehmenden Maße erwartet das Kind bestimmte Reaktionen und ist erstaunt oder enttäuscht, wenn diese Erwartungen nicht erfüllt werden. Das gesunde Kind kann diese Frustration ertragen. Es verändert entweder seine Handlungsweise, um das gewünschte Ziel zu erreichen, oder aber es ergründet die unerwartete Wirkung, indem es die Tätigkeit wiederholt. Auf diese Weise lernt es auch zwischen Ursache und Wirkung zu unterscheiden, lernt es Konsequenzen aus seiner Handlungsweise zu ziehen und sein Verhalten entsprechend zu verändern, oder den Gegebenheiten anzupassen.

Dem hyperaktiven Kind fehlen häufig die Möglichkeiten, das eigene Verhalten zu reflektieren. Es versteht manchmal auch gar nicht, warum die Reaktion der Umwelt so – und nicht anders – ist. Es fühlt sich unsicher, da ihm selten etwas gelingt, und weil es die Ereignisse kaum vorhersehen kann. Seine manchmal verzeifelten Anstrengungen, es richtig zu machen, finden wenig Beachtung. Nicht selten wird es sogar ausgelacht. Immer wieder heißt es: „Streng Dich doch an!“ Das Kind aber strengt sich an, es weiß nur nicht, wie es sich anstrengen soll. Je mehr dann das Kind

Mißerfolge erlebt, desto geringer wird seine Frustrationstoleranz. Gleichzeitig nimmt auch die Ungeduld seiner Umwelt gegenüber dem Kind zu, vor allem auch dann, wenn es die Leistung einmal erbringen kann und dann wieder nicht. Um dennoch Aufmerksamkeit zu erhalten, verlegt es sich verständlicherweise auf das Kaspern, auf Provokationen usw. Ohne entsprechende Hilfestellung geraten Eltern und Kind in einen Teufelskreis, in dem sich die Verhaltensweisen beider Seiten immer mehr fixieren.

So betrachtet lassen sich die Probleme des hyperaktiven Kindes auf die basalen sensomotorischen Defizite zurückführen, während die Lern- und Verhaltensstörungen oft sekundäre Bedeutung haben. Eine ergotherapeutische Behandlung ist dann indiziert, wenn solche sensomotorischen Störungen vorliegen bzw. im Vordergrund stehen. Die anderen Probleme können von den anderen Fachrichtungen bedeutend besser behandelt werden. Bei mehrschichtigen Problemen ist eine gute Zusammenarbeit der verschiedenen Fachrichtungen notwendig. Wichtig ist – auch beim hyperaktiven Kind – die Frühbehandlung. Bei genauer Beobachtung lassen sich die Schwierigkeiten des hyperaktiven Kindes schon beim jüngeren Kind, bzw. beim Kindergarten- oder Vorschulkind, feststellen. Der Behandlungsbeginn sollte so früh wie möglich erfolgen, und nicht erst dann, wenn sich auf Grund der Probleme ein Schulversagen anbahnt. Hat das Kind erst einmal eine negative Einstellung zum Lernen aufgebaut, ist es schwer, dem Schulstreß und den ständigen Mißerfolgen entgegenzuwirken.

3 Die Überprüfung der sensomotorischen Funktionen

Die Diagnose: Hyperaktivität (oder MCD) reicht für die ergotherapeutischen Maßnahmen nicht aus. Von Bedeutung sind die neurologischen und psychologischen Einzelbefunde zur genaueren Information. Wichtig sind auch die anamnestischen Angaben zur bisherigen Entwicklung, wie auch die Angaben zu den bestehenden Problemen und Verhaltensweisen.

Um die Probleme des Kindes richtig kennenzulernen, wird es im freien Spiel und bei verschiedenen vorgegebenen Aufgaben beobachtet. Von Bedeutung sind dabei vor allem die Bewegungs- und Wahrnehmungsqualitäten und weniger die einzelnen Leistungen. Berücksichtigt werden auch die situativen Zusammenhänge, die allgemeinen Verhaltensweisen, die emotionale Einstellung wie auch die Interaktion zwischen ihm und seinen Eltern oder Geschwistern (sofern sie anwesend sind). Diese Beobachtungen erstrecken sich über mehrere Therapieeinheiten. Sie erfolgen auch weiterhin parallel zur Therapie, so daß sich Therapie und „Diagnostik“ in ständiger Wechselwirkung befinden, sich gegenseitig immer wieder ergänzen und kontrollieren.

Bei entsprechender Ausbildung des Ergotherapeuten werden auch noch spezifische Testverfahren angewandt. Indiziert ist deren Durchführung dann, wenn die freie Beobachtung nicht ausreicht, weil die Störungen nicht so offensichtlich sind, ober weil die Probleme so komplex sind, daß sie einer differenzierten Diagnostik bedürfen. Sinnvoll haben sich hier vor allem der Körperkoordinationstest für Kinder (KTK, Schilling 1974), der Motoriktest für 4- bis 6jährige Kinder (MOT, Zimmer u. Volkamer 1984), der Frostig-Test (1963) und der Southern California Sensory Integration Test (SCSIT, Ayres 1976) erwiesen. Bei all diesen Testverfahren ist es ebenfalls von Bedeutung, daß nicht nur die Aufgaben selbst bewertet werden, sondern daß die Qualität und die Lösungsstrategien der Kinder bei der Interpretation des Testergebnisses mitberücksichtigt werden. Ziel der ergotherapeutischen Diagnostik ist es vor allem, einen guten Therapieansatz zu finden, um dem Kind in richtiger Weise Hilfestellung und sensorische Reize geben zu können.

4 Die Behandlung der sensomotorischen Störungen beim hyperaktiven Kind

Theoretische Grundlagen für die sensomotorische Therapie in der Ergotherapie sind im wesentlichen für die Konzepte von Affolter (1987), Ayres (1979), Bobath (1962, 1969, 1970, 1971), Frostig (1973) und Piaget (1975). Sie lassen sich – je nach individueller Problematik des Kindes – gut kombinieren.

Die Entwicklungstheorie der Sensomotorik von Piaget ist wichtig, um den Entwicklungsprozeß des Kindes zu berücksichtigen. Piaget wies darauf hin, daß Einzelleistungen des Kindes individuell verschieden sind und vom sozialen Umfeld, von den Erfahrungen des Kindes abhängen. Er sieht in der Entwicklung einen Prozeß der Wechselwirkung zwischen dem Individuum und seiner Umwelt, die zu einer Differenzierung der Handlungsschemata führen. Assimilation und Akkomodation sind Bestandteile dieser Wechselwirkung. Ein Kind kann demnach nur lernen, wenn es zu den ihm sinnvoll erscheinenden Lerninhalten durch Erfahrung eine Beziehung aufbauen kann. Es muß die sensorischen Informationen assimilieren bzw. integrieren können. Die Akkomodation oder motorische Anpassung erfolgt zunächst in bezug auf das jeweilige Material bzw. dessen Widerstand. Das Kind richtet seine Bewegungen an den taktil-kinästhetischen Wahrnehmungen aus, und erst später kann es die Bewegungen optisch oder im voraus steuern. Erst die Verinnerlichung der sensomotorischen Erfahrungen (im VI. Stadium mit 18–24 Monaten) ermöglicht die Einstellung der

Tabelle 1. Übersicht über die sensomotorischen Entwicklungsphasen nach Piaget (1975)

Alter	Stadium	Verhaltensweise
0–4 Wochen	Reflexaktivität, Betätigung und Üben der Reflexschemata I. Stadium der Sensomotorik	Neugeborenen Periode. Das Kind reagiert reflektorisch. Die Bewegungen sind mehr oder weniger reflektorisch, und es übt dabei die damit verbundenen Funktionen (Saugfunktion). Es überwiegen die Instinkthandlungen und unkoordinierten Bewegungen
1–4 Monate	Einfache Gewohnheiten, Zufallshandlungen, primäre Zirkulärreaktionen II. Stadium der Sensomotorik	Erwerb der Kopfkontrolle und einer stabilen Bauch- und Rückenlage. Beginnende Aufrichtung des Oberkörpers aus der Bauchlage. Es übt die Funktion um der Funktion willen: greifen um zu greifen, schauen um zu schauen usw., ohne Objektbezug. Gegen Ende des II. Stadiums kommt es zu einer Koordination von Funktionen: Hand-Mund-, Hand-Hand-, Hand-Auge-Koordination
4–8 Monate	Aktive Wiederholungen vertrauter Schemata oder von Zufallshandlungen. Koordination der bisher erworbenen Funktionen und Schemata. Sekundäre Zirkulärreaktionen III. Stadium der Sensomotorik	Greifen nach Gegenständen, aktive Hinwendung zur Umwelt, auch an entfernte Dinge. Drehen. Objektbeziehung. Betrachtet Dinge in der Hand, steckt in Mund, hantiert damit usw. Entwicklung einfacher Handlungsschemata, die wiederholt und auf alle möglichen Gegenstände übertragen werden (Generalisation). Beginn der intermodalen Leistungen
8–12 Monate	Differenzierung von Mittel und Zweck, Anwenden bekannter Schemata auf neue Situationen, Überwinden von Hindernissen IV. Stadium der Sensomotorik	Aktive Aufrichtung (Aufsetzen, Aufstehen) und Fortbewegung (Robben, Kriechen). Erkundung des dreidimensionalen Raumes. Handlungen erhalten eine größere Variationsbreite und sind zielgerichteter. Beginnende Nachahmung und Handlungsplanung. Suchverhalten, Erwartungshaltung mit gewisser Voraussicht. Kann zwei Dinge oder Ereignisse in Beziehung bringen (Ursache – Wirkung). Beginn der serialen Leistungen und der Feinmotorik

Tabelle 1 (Fortsetzung)

Alter	Stadium	Verhaltensweise
12–18 Monate	Entdecken neuer Schemata und Mittel über das Ausprobieren, Experimentierverhalten, Versuch-Irrtum-Verhalten, Tertiäre Zirkulärreaktionen V. Stadium der Sensomotorik	Freies Laufen, sichere Haltungswechsel in allen Positionen. Motorische Funktionen an sich vorhanden, es fehlt aber noch an der differenzierten Anpassung und Steuerung. Das Kind entwickelt eigene Lösungsstrategien zur Problemlösung über das aktive Ausprobieren. Aus-, Einräumen, Ineinanderfügen, Auseinandernehmen, Interesse an einfachen Steckspielen usw. Das Kind erkundet die eigenen sensomotorischen Möglichkeiten und Grenzen
18–24 Monate	Erfinden neuer Mittel durch geistige Kombinationen. Verinnerlichung der bisherigen Schemata und Erfahrungen VI. Stadium der Sensomotorik	Überlegt mehr bevor es handelt, d. h. es geht die Möglichkeiten „gedanklich" durch. Kann auf Grund der bisherigen Erfahrungen neue Handlungsmöglichkeiten entwickeln, erfaßt Zusammenhänge schneller. Übergang zum Symbolspiel. Feinmotorische Funktionen bedürfen noch der Differenzierung

Bewegung in bezug auf Kraft, Ausmaß oder Richtung im voraus und damit auch die motorische Planung.

Die verschiedenen Entwicklungsstadien der Sensomotorik (Tabelle 1) geben Hinweise auf die Art und Weise, wie das Kind Reize, Erfahrungen oder Lerninhalte verarbeiten kann.

Das Konzept von Affolter (1987) baut auf Theorien von Piaget (1975) auf. In dem Stufenmodell werden sinnesspezifische, intermodale und seriale Wahrnehmungsleistungen unterschieden (Augustin 1977). Erst muß das Kind die verschiedenen Reize aufnehmen und integrieren können, bevor es Beziehungen und Zusammenhänge erfassen kann. Diese Koordination der sinnesspezifischen Leistungen beginnt mit dem III. Stadium der Sensomotorik nach Piaget und wird im Laufe der weiteren Entwicklung immer mehr differenziert. Die serialen Leistungen, die die Reproduktionsfähigkeit der Wahrnehmungsleistungen beinhalten, erfordern zahlreiche Erfahrungen. Sie beginnen mit dem IV. Stadium der Sensomotorik, wenn das Kind seine Handlungen mehr und mehr einem bestimmten Ziel unterordnet und entsprechend organisiert. Solange das Kind auf dieser basalen Ebene (unabhängig vom tatsächlichen Alter) die einzelnen Teilschritte einer Handlung nicht ordnen kann, solange wird es auch mit anderen „Reihen" oder logischen Folgen Schwierigkeiten haben. Das Konzept von Affolter (1987) ist auf den Alltag des Kindes ausgerichtet und eignet sich ganz besonders für die Frühbehandlung. Die Bewegungsabläufe werden vom Therapeuten geführt, und zwar nach Möglichkeit immer an einem Widerstand entlang, damit das Kind stets eine gute Rückmeldung von seiner eigenen Bewegung bekommt.

Um die Bewegungen richtig führen zu können, sind die neurophysiologischen Grundlagen der Bobath-Methode (1962, 1969, 1970, 1971) wichtig. Leichte Koordinationsstörungen, noch unzureichend integrierte tonische Reaktionen, undifferenzierte Stell- und Gleichgewichtsreaktionen, die die Spontanmotorik beeinträchtigen, können auch bei hyperaktiven Kindern beobachtet werden. Bei allen motorischen Aktivitäten müssen diese Probleme mitbeachtet werden. Die angebotenen Materialien und Geräte dürfen die leichten pathologischen Reaktionen nicht verstärken, sondern müssen so ausgerichtet werden, daß die Spontanmotorik besser koordiniert werden kann.

Für die Behandlung hyperaktiver Kinder ist die sensorische Integrationstherapie nach Ayres (1979, 1984) von zentraler Bedeutung. Auch dieses Konzept schult in erster Linie die basalen sensomotorischen Funktionen durch körperliche Betätigung und die direkte Auseinandersetzung mit verschiedenen Materialien und therapeutischen Geräten. Ziel der Behandlung ist das Ordnen der sensorischen Informationen und deren Organisation zum Gebrauch. Die sensorische Integrationstherapie vermittelt keine Wissensinhalte, stellt kein Training bestimmter oder isolierter Funktionen dar. Wie bei der Bobath-Therapie sind die neuro- und sinnesphysiologischen Grundlagenkenntnisse von Bedeutung. Ayres (1979) spricht von „Funktionsniveaus" des Gehirns, die sich aus der phylogenetischen Entwicklung ergeben haben. Die unteren und älteren Hirnstrukturen steuern die primitiven Reaktionen, die für das Überleben des Organismus wichtig sind. Die phylogenetischen jüngeren Strukturen bauen auf den primitiven Funktionen auf, indem sie diese integrieren und weiter differenzieren. Auf jeder der verschiedenen Funktionsebenen des ZNS erfolgt eine vollständige Integration der dort gesteuerten Funktionen. Bei einer Störung kommen die primitiven Reaktionen wieder zum Ausdruck, da sie unzureichend gehemmt werden. Gleichzeitig behindern sie aber auch die Differenzierung der darauf aufbauenden Hirnfunktionen.

Rohen (1978) beschreibt ebenfalls fünf verschiedene sensomotorische Funktionskreise, die ineinandergreifen und aufeinander aufbauen.

Das erste sensomotorische System, der Eigenreflexapparat, steuert einfache myostatische Automatismen, die in der Haltungsstabilität gegenüber der Schwerkraft zum Ausdruck kommen. Bei manchen hyperaktiven

Kindern fehlt es jedoch an dieser Haltungsstabilität. Der Fremdreflexapparat oder der zweite sensomotorische Funktionskreis ermöglicht einfache Flucht- oder Abwehrreaktionen, wie auch einfache rhythmische Bewegungen, die der Fortbewegung dienen. Taktile und propriozeptive Stimuli sind notwendig, um solche Reaktionen auszulösen. Fehlt die nötige Kontrolle von den übergeordneten Zentren, so lösen Berührungen leicht Abwehrreaktionen aus. Es stellt sich in diesem Zusammenhang die Frage, wie weit das hyperaktive Kind vor solchen Berührungen ständig auf der Flucht und daher in ständiger motorischer Unruhe ist. Unerwartete Berührungen können zu aggressiven Ausbrüchen führen, weil das Kind mehr oder weniger in Panik gerät und unkontrolliert um sich schlägt.

Das dritte sensomotorische System bezeichnet Rohen (1978) als vestibulozerebellares System. Das Rautenhirn mit der Formatio reticularis und das Kleinhirn bilden hier die übergeordneten Steuerungszentren des ZNS. Vestibuläre Reize sind notwendig, um die Schwerkraft zu überwinden und zu beherrschen, um die Bewegungen in bezug zur Schwerkraft und zum Raum regulieren zu können. Bewegungssteuerung und die Raumlageempfindung bedürfen des vestibulären Systems, in die die taktilen und propriozeptiven Informationen mitintegriert werden.

Für die sensorische Integration spielt die Formatio reticularis als Filterstation für die verschiedenen Sinneseingänge eine bedeutende Rolle. Die Aufmerksamkeit hängt u. a. von dieser Filterfunktion der Formatio reticularis ab. Bei einer eher „hypotonen Grundspannung" sind intensive Reize notwendig, um Aufmerksamkeit zu erregen. Andere Stimuli werden in der Regel nicht wahrgenommen, sie „versanden". Besteht dagegen eher eine übermäßige Anspannung, so kann jeder Reiz zu viel sein. Die Fülle der ankommenden Reize wird nicht mehr bewältigt, und das Kind gerät in ein Chaos. Bei einer Überstimulation sind vegetative Nebenreaktionen möglich und müssen vom Therapeuten immer beachtet werden.

Hyperaktive Kinder sind schnell überstimuliert, sie können die zahlreichen Reize nicht richtig einordnen, werden von diesen vielmehr „überschwemmt". Sie sind nicht „Herr der Lage" und scheinbar unbedeutende Stimuli können plötzlich zum aggressiven Ausbruch führen.

Das extrapyramidale oder vierte sensomotorische System steuert die mehr unwillkürlichen, automatischen und affektiven Bewegungen. Es ist wichtig für die Koordination der zahlreichen Einzelbewegungen, ohne daß sich der Betreffende darüber bewußt wird. Bewegungsabläufe, die sozusagen genetisch programmiert sind, werden vorzugsweise unbewußt erworben. Sie entwickeln sich einfach aus der Situation heraus. Wahrnehmungen sind für diesen Entwicklungsprozeß von Bedeutung, denn sie lenken die Bewegungen, geben ihnen ein Ziel. Andere Bewegungsabläufe werden später erlernt, wie z. B. das Schreiben, Schreibmaschineschreiben oder

Autofahren usw. Anfangs verlangen diese Bewegungsabläufe volle Konzentration, und erst allmählich werden sie automatisiert.

Beim hyperaktiven Kind sind die grundlegenden sensomotorischen Funktionen noch nicht automatisiert. Wie soll ein solches Kind dann noch zusätzlich die viel komplexeren Bewegungen, die für das Schreiben oder andere Tätigkeiten notwendig sind, mühelos bewältigen? Die hohen Anforderungen, die diesbezüglich von der Schule an das Kind gestellt werden, vor allem aber auch das Lerntempo, überfordern es.

Der fünfte und letzte sensomotorische Funktionskreis umfaßt das pyramidale System, dessen übergeordnetes Zentrum das Großhirn ist. Hier erfolgt die bewußte und willkürliche Bewegungssteuerung sowie die Kontrolle isolierter Geschicklichkeiten. Hier erfolgen auch die bewußte Wahrnehmung, das kognitive Lernen, die Sprachregulation und das Denken. Die primären, sekundären und tertiären Rindenfelder ermöglichen die Speicherung und die gegenseitige Koordination und Integration. Die unterschiedlichen Funktionsschwerpunkte beider Großhirnhemisphären verlangt auch eine gute Koordination beider, damit den Inhalten eine entsprechende Bedeutung zugemessen werden kann. Während die linke Hemisphäre die rechte Körperseite steuert und für das analytisch-wissenschaftliche Denken zuständig ist, verarbeitet die rechte Hemisphäre die ganzheitlichen, bildhaften und gefühlsmäßigen Empfindungen, während sie die Bewegungen der linken Körperseite reguliert. Nur wenn beide Hemisphären harmonisch zusammenarbeiten, können die Bewegungen der rechten und linken Seite richtig koordiniert werden, kann sich die Handdominanz entwickeln, erhält die Sprache den richtigen Tonfall und Ausdruck usw.

Versucht man die Probleme des hyperaktiven Kindes in diese sensomotorischen Funktionskreise einzuordnen, so muß man feststellen, daß vor allem die basalen Systeme in ihrer Integrationsfunktion betroffen sind. Das bewußte Lernen auf der kortikalen Ebene ist im Vergleich dazu weniger beeinträchtigt. Die Intelligenz des hyperaktiven Kindes liegt i. allg. im Normbereich. Die Vorherrschaft der kortikalen Funktionen wird aber infolge der darunterliegenden Defizite gehemmt, irritiert und gestört, so daß das Kind seine vorhandenen Fähigkeiten nicht jederzeit abrufen kann. Es zeigt einerseits teilweise erstaunliche Einzelleistungen, und andererseits kann es scheinbar einfache Aufgaben, die aber eine gute Organisation verlangen, nicht selbständig durchführen.

Die Therapie muß daher vor allem das primäre Funktionssystem der Sensomotorik ansprechen. Dies geschieht stets individuell und situativ über die gezielte, dosierte sensorische Stimulation. Diese Stimulation kann aktiv oder passiv, kann direkt oder indirekt erfolgen, wobei vor allem die Körpersinne (taktiles, propriozeptives und vestibuläres System) beachtet werden. Wichtig ist bei der Reizvermittlung die sorgfältige und aufmerksame Beobachtung des Kindes durch den Therapeuten. Sensorische Stimuli sind sehr mächtig und können eine drogenähnliche Wirkung haben, wenn die Dosierung nicht immer wieder neu angepaßt und kontrolliert wird. Die Dosierung muß einerseits intensiv genug sein, damit die Aufmerksamkeit des Kindes erregt wird und die Konzentration erhalten bleibt, sie darf aber andererseits keine Überreizung bewirken, die das Kind in die Defensive oder ins Chaos bringen. Stimuliert wird nicht nur das jeweils angesprochene Sinnessystem, sondern indirekt auch die übrigen Sinnesfunktionen sowie das gesamte Gehirn. An dieser Stelle soll auch nochmals auf die Bedeutung der Formatio reticularis als wichtige Filterstation hingewiesen werden. Hier werden die verschiedenen Sinnesqualitäten auch untereinander „verschaltet" und weitergeleitet. Vegetative Reaktionen sind durch sensorische Stimuli auslösbar. So können Hautprobleme mit taktilen Störungen zusammenhängen, Schwindel, Erbrechen, Kopfschmerzen, Kreislaufprobleme können auf Grund vestibulärer Überreizung auftreten, Lichteffekte, die im Rahmen der vestibulären Stimulation mitvermittelt werden, können Anfälle provozieren usw.

Bei Störungen in der taktilen Wahrnehmung hat das Kind Schwierigkeiten, die verschiedenen Berührungsreize richtig einzuordnen. Das unempfindliche Kind reagiert kaum und benötigt starke taktile Reize. Sein Verhalten ist eher passiv. Das hyperaktive Kind achtet entweder kaum auf die verschiedenen Berührungen, verweilt nur flüchtig und oberflächlich bei den unterschiedlichen Materialien, weil es diese nicht richtig wahrnimmt, oder aber es zeigt eine taktile Abwehrreaktion. Die unzureichende Integration taktiler Informationen und die mangelhafte Rückmeldung führen häufig zu einem recht groben Umgang des Kindes mit Gegenständen und anderen Kindern. Im Gegensatz dazu weicht es den leichten, passiven Berührungen aus, ist gewissermaßen ständig auf der Flucht gegenüber allen möglichen Berührungen. Erfolgt dann dennoch eine für das Kind unerwartete und nicht kontrollierbare, leichte Berührung, so kann es durchaus passieren, daß es panisch um sich schlägt. Hyperaktivität, Impulsivität, Konzentrationsmangel und aggressives, unsoziales Verhalten können hierin mit ihre Ursache haben.

Taktile Abwehrreaktionen lassen sich anfangs am besten indirekt über das propriozeptive oder vestibuläre System behandeln, da eine direkte taktile Stimulation oft nicht möglich ist. Geräte, die dem Kind Widerstand entgegenbringen, die infolge ihrer Oberflächenbeschaffenheit gleichzeitig taktile Reize vermitteln, eignen sich besonders. Hier erfolgt eine aktive Stimulation durch das Kind selbst, so daß es den Input auch bis zu einem gewissen Grade selber steuern, bestimmen kann. Sobald das Kind dazu bereit ist, werden andere Materialien angeboten, mit denen es sich auseinandersetzen und spielen kann (Linsen, Rasierschaum, Fingerfarbe usw.).

Später wird dann auch eine passive Stimulation durch den Therapeuten vom Kind akzeptiert.

Um aber die alltäglichen Probleme auf ein Minimum zu reduzieren, sollte bei einem Kind mit taktiler Abwehrreaktion die leichte Berührung von hinten, außerhalb des Blickfeldes des Kindes, vermieden werden. Muß das Kind angefaßt werden, so ist es wichtig, daß die Berührung klar und eindeutig ist. Großflächiger Druck wird vom Kind am besten toleriert. Wichtig ist auch, daß das Kind Zeit findet, sich darauf einzustellen.

Bei der propriozeptiven Wahrnehmungsstörung (Tiefensensibilität, Muskel- und Bewegungssinn) erhält das Kind zu wenig Information über seine momentane Muskelspannung oder über die Stellung der Gelenke. Die Haltung ist häufig instabil oder angespannt. Es arbeitet mit zu viel Druck und weniger mit „Gefühl". Die taktil-kinästhetische Rückmeldung ist häufig unzureichend, das Kind kann die Informationen nicht einordnen. Es orientiert sich am Widerstand der Dinge und hat Schwierigkeiten, die Hindernisse zu überwinden oder die eigene Bewegung entsprechend neu anzupassen, ihr eine andere Richtung zu geben. Es hat kein sicheres Gefühl für Erfolg und Mißerfolg und sucht die Bestätigung daher verstärkt bei der Umwelt. Die eigene Körperwahrnehmung ist gestört (Körperschemastörungen) und damit häufig auch die Selbstwahrnehmung und das Selbstvertrauen. Die motorische Anpassung, der Bewegungsfluß, die Koordination wie auch die motorische Planung und Steuerung, wird infolge der propriozeptiven Probleme in Mitleidenschaft gezogen. Das unzureichende Gefühl für die eigene Bewegung versucht das Kind über die optische Kontrolle zu kompensieren, was aber nicht immer möglich ist. So kann es passieren, daß das Kind entweder ängstlich und vorsichtig ist, sich nur langsam bewegt oder aber auf Hindernisse wenig achtet, und daher viel stolpert.

Kommt dann noch eine taktile Problematik dazu, evtl. sogar noch eine Schmerzunempfindlichkeit, so erfährt das Kind wenig Grenzen, die ihm Halt und Orientierung geben können. Gefahren werden nicht beachtet und aus seinen Stürzen und Verletzungen lernt es wenig dazu. Da es nicht spürt, welche Wirkung seine motorischen Aktivitäten haben, kann es auch aus den Konsequenzen seiner Handlungsweise wenig lernen.

Gerade das hyperaktive Kind scheint keine richtigen Grenzen wahrzunehmen. Es läuft herum, beschäftigt sich mal mit diesem und jenem, ohne recht darauf zu achten, was bei seinen motorischen Aktivitäten passiert. Es ist häufig grob, kann seine Kräfte nicht anpassen, so daß auch manche Dinge entzweigehen.

Es ist wichtig, daß diesen Kindern große Geräte angeboten werden, die dem Kind ausreichenden Widerstand entgegensetzen, so daß es eine verstärkte Rückmeldung seiner Tätigkeit erhält. Klettern, Tragen von großen und schweren Dingen, mit der Schaukel oder dem Rollbrett bewußt gegen Hindernisse stoßen (z. B. gegen Kartons, eine Schaumstoffwand usw.) und ähnliche Aktivitäten sind wichtig. Vor allem zu Beginn der Therapie ist eine körperliche Auseinandersetzung wesentlich, da hier die propriozeptiven Stimuli ganzheitlich erfahren werden. Erst später ist ein Übertragen auf die mehr manuellen, feinmotorischen Tätigkeiten sinnvoll. Dies ist bei den älteren Schulkindern insofern problematisch, da die Schreibmotorik häufig beeinträchtigt ist und der Unterstützung bedarf. In dieser Situation muß die Behandlung Grob- und Feinmotorik gleichermaßen beachtet werden.

Das vestibuläre System nimmt in der sensorischen Integrationstherapie eine zentrale Stellung ein. Es ist das Sinnessystem, welches die anderen Sinne am meisten mitbeeinflußt. Ihm wird eine starke, allgemeine Integrationsfunktion zugeschrieben.

Zusammen mit der Tiefenwahrnehmung reguliert das vestibuläre System das statische Gleichgewicht und damit die automatische Haltungsanpassung, die für jede Bewegung erforderlich ist. Beide Systeme regulieren auch die Ausrichtung der Bewegung im Raum.

Die vestibuläre Wahrnehmung ist für die eigene Raum-Lage-Empfindung verantwortlich und bildet somit die sensorische Grundlage für die Raumwahrnehmung im allgemeinen. Der Raum muß in bezug auf Stellung, Entfernung, Richtung und räumliche Beziehung durch den eigenen Körper und die aktive Bewegung erfahren werden. Erst wenn das Kind ein ausreichendes Körper- und Raumgefühl entwickelt hat, kann es verstärkt auch akustische und optische Signale zur Orientierung einbeziehen. Vorher führen diese Reize eher zu einer Verwirrung und gewissermaßen zur Hyperaktivität. In diesem Zusammenhang darf nicht vergessen werden, daß jede Bewegung die optische Perspektive wieder verändert und ein Kind, welches nicht begreift, warum sich die Dinge verändert haben, in Verwirrung bringen. Wie lernt das Kind denn zu unterscheiden, ob es sich selbst bewegt oder bewegt wird, ob sich die Perspektiven durch seine Bewegung verändern oder ob sich die Dinge selbst bewegen? Diese Frage konnte bisher nicht beantwortet werden, macht aber die Schwierigkeiten mancher Kinder deutlich. Hier läßt sich außerdem eine ganz zentrale Figur-Grund-Problematik erkennen.

Das hyperaktive Kind hat ein unzureichendes Raumempfinden. Es läuft mehr oder weniger ziellos herum, um sich immer wieder von optischen und akustischen Reizen ablenken zu lassen. Es kann Gefahren, Entfernungen, räumliche Beziehung nicht richtig einschätzen, da es auch seine eigenen Fähigkeiten nicht einschätzen kann. Gegenüber beweglichen und instabilen Geräten zeigen manche Kinder auch Angst und Unsicherheit, viele aber bevorzugen diese sichtlich. Beim Schaukeln wie auch beim Rollbrettfahren erfahren die Kinder die Bewegung im Raum, während sie selber die Haltung bewahren müssen, und so kommt es nicht selten vor, daß die Kinder auffallend ruhig werden und sich mehr und mehr auf die Bewegung konzentrieren. Werden dann noch Ball- oder Angelspiele usw. einbezogen, so werden erhöhte Anforderungen an Haltung und Koordination gestellt, während das Kind sich auf die Tätigkeit konzentriert. Auch das Malen aus der Hängematte heraus mögen diese Kinder sehr gern. Während sie schaukeln beschmieren sie den Boden unter sich, schwingen in alle Richtungen, hinterlassen Linien usw. Hier werden gleichzeitig taktile und vestibuläre Stimuli vermittelt, während das Kind malt und dabei die Steuerung der Handbewegung (Visomotorik) spielerisch und unbewußt erlernt.

Bei all diesen basalen sensomotorischen Aktivitäten erfährt das Kind Zuwendung und Hilfestellung. Es gewinnt, dank der verschiedenen Erfahrungen, mehr und mehr Selbstvertrauen und entwickelt mit der Zeit eigene Ideen. Diese Ideen verlangen vom Kind ein Handlungsplanen, denn es wird dazu angehalten, sich die nötigen Geräte und Arrangements selber aufzubauen. Während der Therapeut die Reaktionen und Aktivitäten des Kindes aufmerksam beobachtet, läßt er es so lange gewähren, wie es seiner Integrationsfunktion förderlich ist. In dem Augenblick, wo das Kind die Orientierung wieder verliert, wo es auf Schwierigkeiten stößt, ist eine gezielte Hilfestellung zur Selbsthilfe wichtig. Der Therapeut lenkt das Kind vorwiegend indirekt, indem er zum richtigen Zeitpunkt den richtigen Reiz, das richtige Material oder Gerät bereitstellt. Das Kind selber lenkt seine Aufmerksamkeit der Tätigkeit zu, die ihm Spaß macht. Es soll unbewußt über die sensomotorischen Erfahrungen lernen, seine Bewegungen aufeinander abzustimmen und sein Handeln zu organisieren. Die verbale Anweisung erfolgt sparsam und tritt mehr und mehr in den Hintergrund, damit sich das Kind auf seine Tätigkeit konzentrieren kann.

All diese therapeutischen Ansätze sprechen die unteren Hirnfunktionsniveaus an und fördern damit deren Integrationsfunktion. Therapeutische Maßnahmen, die vorwiegend im kognitiven Bereich ansetzen, erfolgen auf der Großhirnebene und führen selten zu einer sensorischen Integration, ja sie können diese sogar behindern. Werden dem Kind zu viele nicht selbst erfahrene Wissensinhalte vermittelt, ohne daß ihm die nötige Zeit gelassen wird, diese Informationen auch zu verarbeiten, gerät es unter Leistungsdruck. Es fällt ihm immer schwerer, die vielen Informationen zu integrieren und ist durch sie ständig abgelenkt und irritiert. Man kann es mit der Situation vergleichen, wenn man gerade bei einem Puzzlespiel dabei ist, die einzelnen Steine zu ordnen und gleichzeitig eine neue Ladung Puzzlesteine darüber geschüttet wird.

In der sensorischen Integrationstherapie werden keine Wissensinhalte vermittelt oder isolierte Funktionen trainiert. Ziel der Behandlung ist die Organisation der vorhandenen Fähigkeit zum Gebrauch, so daß das Kind handlungsfähig wird. Gerade dieser basale Therapieansatz kommt dem hyperaktiven Kind zugute.

Das Wahrnehmungsprogramm von M. Frostig umfaßt ein motorisches (1973) und ein visuelles Programm (1974). Auch Frostig betont die Bedeutung der Motorik für die visuelle Wahrnehmung. Das visuelle Programm, das Arbeiten mit den Arbeitsheften ist erst dann angebracht, wenn die sensomotorischen Voraussetzungen gegeben sind. Das Kind muß in der Lage sein, ohne verkrampfte Haltung mit Papier und Bleistift umzugehen. Die Inhalte der visuellen Wahrnehmung werden aber in bestimmten Situationen miteinbezogen, zumal sich die fünf Teilbereiche sehr gut in die sensomotorischen Aktivitäten des Kindes übertragen und integrieren lassen. Die Visomotorik ist im Grunde bei jeder Tätigkeit dabei, vor allem dann, wenn das Kind seine Bewegungen im Raum steuern muß, beim Balancieren, Werfen, Fangen, wie auch beim Umfahren von Hindernissen usw. Wie bereits mehrfach erwähnt, ist die Figur-Grund-Wahrnehmung kein primär visuelles Problem, obwohl sie hier sichtbar gemacht werden kann. Wenn sich das Kind auf seine Tätigkeit konzentrieren kann, so kommt es auch zu einer verbesserten Figur-Grund-Wahrnehmung. Wichtig ist, daß der Therapeut die adäquaten Reize betont und verdeutlicht, damit die unwichtigen in den Hintergrund treten können.

Die Wahrnehmungs- oder Formkonstanz entwickelt sich aus der direkten Auseinandersetzung mit den Gegenständen und Formen. Das Kind muß die Dinge immer wieder in der Hand gehabt haben, muß die Ecken und Kanten spüren und muß sie von allen Seiten betrachten. Kein Mensch kann einen Gegenstand von allen Seiten gleichzeitig sehen, immer muß die Rückseite aus der Vorstellung ergänzt werden. Die mehr zweidimensionale Formwahrnehmung, wie sie in den Arbeitsblättern erfolgt, ist bereits auf einer höheren Ebene der Wahrnehmung und daher für viele Kinder auch abstrakter.

Die anderen Bereiche gehören zur Raumwahrnehmung und sie hängen, wie bereits erwähnt, mit der Körperwahrnehmung und der Bewegung im Raum zusammen. Taktile propriozeptive und vestibuläre Sinneserfahrungen sind dabei von elementarer Bedeutung. Der Raum muß erst dreidimensional erlebt worden sein, ehe er auf Arbeitsblättern in den zweidimensionalen Bereich übertragen werden kann.

Zu beachten ist im Rahmen der visuellen Wahrnehmung auch die Augenmotorik. Die Steuerung der Augenbewegungen, die Ausrichtung auf einen bestimmten Punkt, das Suchen oder Abtasten der Konturen, der Linien mit den Augen verlangt einerseits ein ausreichendes Sehvermögen und andererseits eine gute Beweglichkeit. Die Augenmotorik hängt wiederum mit einer ausreichenden Kopfkontrolle und mit der propriozeptiven und vestibulären Steuerung zusammen. Kinder mit unsicherem Gleichgewicht halten sich manchmal mit den Augen fest, um die aufrechte Haltung zu bewahren. Sie sind dann nicht in der Lage, die Augen locker über eine Fläche streifen zu lassen. Erfolgt eine optische Verschiebung von Figur und Grund, so kann eine Bewegung vorgetäuscht werden (Situation im Zug, wenn der Nachbarzug fährt). Auch für eine bessere Augenbeweglichkeit dienen die sensomotorischen Voraussetzungen.

Die Wahrnehmungsbehandlung in der Ergotherapie ist bei allen Kindern umfassend und ganzheitlich. Die verschiedenen Konzepte werden – je nach den individuellen Schwierigkeiten des Kindes – kombiniert. Es gibt keine einheitlichen Programme, die von einem Kind auf das andere übertragen werden können. Eine direkte Erfolgskontrolle, wie sie in anderen Therapien erfolgt, ist oft nicht möglich, da Einzelleistungen nicht im Zentrum der Beobachtung stehen. Erfolge zeigen sich eher indirekt, indem das Kind umgänglicher wird, leichter lernt, sich besser einordnen kann usw. Bei manchen Kindern geht es rasch, andere brauchen Zeit, ehe sich die basalen Funktionen stabilisieren und sich auf andere Bereiche auswirken. Als günstig hat sich in jedem Fall die Frühbehandlung erwiesen, wenn das Kind nicht gleichzeitig unter den schulischen Anforderungen steht. In der Regel werden die Kinder aber erst dann zur Ergotherapie geschickt, wenn die Schwierigkeiten an Deutlichkeit zunehmen und wenn andere Therapieverfahren nicht den erwarteten Erfolg bringen.

Im allgemeinen reicht aber die Ergotherapie nicht aus, so daß, je nach Problematik des Kindes, eine enge Zusammenarbeit zwischen Arzt, Psychologen, anderen Therapeuten und den Pädagogen unerläßlich ist. Auch kann nicht immer im voraus gesagt werden, wie weit auch eine Lernbehinderung besteht, die der Therapie ihre Grenzen setzt.

4.1 Fallbeispiel: Kind A., weiblich

A. ist das 2. Kind gesunder Eltern, die beide sog. Spätentwickler waren. Der ältere Bruder hatte eine verzögerte Sprachentwicklung. Schwangerschaft, Geburt und erste Entwicklungsphase waren unauffällig. Die Meilensteine der statomotorischen Entwicklung konnten nicht mehr erinnert werden. Freies Laufen lernte sie mit 18 Monaten (nach 2 Wochen KG-Behandlung). Jetzt, im Alter von 2 Jahren, spricht A. nur wenige Worte, und es überwiegen noch die Silbenreihen. Diese Sprachentwicklungsverzögerung führte zur Vorstellung.

Es wurde eine motorische Unruhe festgestellt, die auch die Untersuchung erschwerte. Neurologisch wurde eine gewisse Hypotonie bei guten Eigenreflexen festgestellt. Die Grobmotorik wurde als plump beschrieben, die Feinmotorik als auffällig. Im Spielverhalten war A. schwer bei einer Tätigkeit zu halten. Eine Schwerhörigkeit konnte ausgeschlossen werden. Eine Ergotherapie wurde verordnet.

Erste freie Beobachtung in der Ergotherapie:

A. schaut sich im Zimmer um. Nimmt die Baubecher, leert sie über dem Boden aus, will nicht damit bauen, sondern läßt sie liegen. Sie geht auf die Matte zur Linsenwanne. Der Gang ist etwas unsicher auf dem weichen Boden. Sie greift in die Linsen hinein, füllt sie in einen Becher, leert sie auf den Boden, wühlt mit beiden Händen in den Linsen und lautiert dabei. Geht wieder von der Matte, torkelt leicht. Nimmt sich einen Stift, kritzelt etwas am Tisch und geht gleich wieder weg. Sie entdeckt das Rollbrett, setzt sich kurz darauf, schiebt sich etwas mit den Füßen vorwärts, steht wieder auf, um weiter herumzuwandern. Jetzt wird ihr eine elektrische Zahnbürste angeboten, die sie sofort annimmt. Sie zeigt sich längere Zeit daran interessiert, steckt sie in den Mund, hält sie an den Tisch, lauscht auf die Geräusche, die dabei entstehen, geht damit zum Fenster, zur Linsenwanne usw.

Aufgrund dieser und auch weiterer Beobachtungen wurden deutliche Defizite in den basalen sensomotorischen Funktionen festgestellt, die A. an einer aktiven und konzentrierten Auseinandersetzung mit den Dingen ihrer Umwelt hindern.

Im taktilen Bereich besteht eine unzureichende Differenzierung und eine eventuelle, leichte Abwehrreaktion gegenüber diffusen Materialien. A. reagiert mit Interesse auf die Vibration der elektrischen Zahnbürste und später auch des Massagegerätes. Sie führt diese Geräte zum Mund, was ein Hinweis auf eine ebenfalls gestörte Mundsensibilität sein kann. Sie läßt sich später auch damit den Bauch massieren, und kommt dabei etwas zur Ruhe. Die Linsen scheinen ihr zunächst eher unangenehm zu sein. Sie geben ihr zu wenig klare Information. Der Kontakt ist nur kurz, sie wirft sie herum. Beim Versuch sie einzufüllen, verliert sie sie schon voher, so daß sie das Interesse verliert. Später läßt sie sich aber in die Linsenwanne setzen, und hier kann ihre Aufmerksamkeit eine Weile gehalten werden. Unter Handführung werden Linsen in Becher gefüllt.

Die propriozeptive Wahrnehmung ist ebenfalls unzureichend: A. kann die Bewegungen nicht anpassen, sie kann nicht richtig zufassen, kann die Dinge in ihren Händen nicht richtig manipulieren. Sie verliert das Interesse und holt sich immer wieder etwas Neues. Sie trägt aber gerne das Rollbrett mit sich herum. Das große, schwere Brett scheint ihr mehr Informationen zu geben als die kleinen leichten Dinge. Auffällig ist auch die noch bestehende Instabilität in allen Positionen, wenn sich die Unterlage verändert oder wenn sie begrenzt ist. A. klettert gerne, hat aber Schwierigkeiten, rückwärts wieder hinunterzukommen, da sie die Füße nicht sehen kann. Das Durchkriechen durch einen Tunnel, das Langlaufen oder Rutschen auf einer Bank usw. gefällt ihr, hier bekommt sie Führung durch das Material selbst, kann nicht einfach weglaufen. A. läßt sich auch gerne gegen Schaumstoffteile drücken, sie genießt den Widerstand dabei. Im Rahmen der feinmotorischen Tätigkeiten läßt sie sich jetzt länger die Hände führen. Wenn sie es geschafft hat, freut sie sich sichtlich am Erfolg. Auch dies zeigt, daß ihr der motorische Weg schwerfällt, und daß sie hier Hilfestellung braucht.

Vestibuläre Stimuli führen zu einer gewissen Ruhe. A. läßt sich gerne schaukeln und drehen, verändert dazu auch die Position, setzt sich, legt sich auf den Rücken oder auf den Bauch, kommt auch von sich aus immer wieder zur Schaukel zurück. Auf dem Rollbrett kommt sie allein noch nicht zurecht, läßt sich aber kurz darauf schieben. Das Selbstfahren verlangt noch mehr motorische Koordination und Anpassung.

Die Behandlungsschwerpunkte werden in den grobmotorischen Bereich gelegt. Die großen Geräte kann A. weniger umwerfen, und außerdem geben sie ihr mehr Führung und Halt. Vor allem die Schaukel wird immer wieder miteinbezogen, da A. hier mehr zur Ruhe kommt. Die Mutter wird angeleitet, A. bei Schwierigkeiten durch direkte Handführung zu helfen, damit die begonnenen Tätigkeiten auch mal zu Ende geführt werden und damit sie den Handlungsablauf kennenlernt. Ihre Mutter greift die Anregungen auf (sie ist stets anwesend) und unterstützt so die Therapie, ohne daß sie mit dem Kind bestimmte „Hausaufgaben" durchführt.

Bereits mit 2;6 Jahren kann sich A. etwas länger unter Handführung verweilen. Sie reißt nicht mehr alles heraus. Die Bewegungen sind noch fahrig und ungezielt. Die taktilen Defizite zeigen sich weiterhin; A. sucht jetzt entsprechende Materialien. Sie holt sich Bürsten, Vibrationsgeräte, führt sie zum Mund, ins Gesicht, läßt sich Bürsten und Topfreiber unter die Kleidung schieben, um sie wieder herauszuziehen usw. Sie hat es gerne, wenn man sie drückt oder ihre Hände gegen Unterlagen drückt. Sie kann sich auf der Schaukel selber in Bewegung bringen, indem sie sich am Boden wegdrückt, auch fährt sie jetzt alleine auf dem Rollbrett. Ihre Ausdauer und Konzentrationsfähigkeit ist aber noch sehr situationsabhängig. Sie spielt nun auch mit den Linsen, die sie aus-um-ein-schüttet oder -löffelt. Die Bewegungen sind dabei noch fahrig, und eine Handführung ist noch erforderlich, damit sie das Interesse nicht verliert.

Mit 3 Jahren kommt die Kindergartenfrage auf. A. ist noch nicht fähig, in den Regelkindergarten zu gehen, den Sonderkindergarten können die Eltern nicht annehmen. Auch der Vorschlag, in die Sonderpädagogische Beratungsstelle zu gehen, wird abgelehnt. A. ist in der Handhabung der Dinge sicherer geworden, die Feingriffe sind vorhanden. Sie beginnt, sinnvoll zu spielen und Ideen zu entwickeln. Sie kommt mit einfachen Einlegebrettchen zurecht. Auch die Sprachentwicklung hat mehr und mehr eingesetzt. A. spricht jetzt viel nach und begleitet auch ihr Tun mit Worten. Zwei-Wort-Sätze werden gebildet.

Um ihr Erfahrungen mit anderen Kindern zu ermöglichen, wird mit einer Gruppentherapie begonnen. Hier braucht sie anfangs die direkte Führung, aber im Laufe der Zeit macht sie immer besser mit, muß nicht immer wieder geholt werden.

Mit 4 Jahren sucht sie sich gezielt das Material aus, wandert nicht mehr umher und nimmt, was ihr gerade ins Blickfeld kommt. Mit dem einzelnen Gegenstand ist noch kein planvolles Vorgehen zu beobachten, aber sie probiert Verschiedenes aus und bleibt so länger bei einer Sache. Noch immer werden Unsicherheiten in der Haltung und fahrige Bewegungen beim differenzierten Zusammenfügen beobachtet. Sie hat noch kein Interesse für die Formen, Größen und Farben als solche, sie bezeichnet sie auch nicht. Werfen, Fangen, Verschmieren von Rasierschaum aus der Hängematte heraus, gefallen ihr sehr. Es fällt ihr aber noch schwer, sich selbständig in die richtige Position zu bringen. Sie kann sich zwar jetzt selber Schwung geben, läßt sich aber gerne kräftig schaukeln.

Mit 4;9 Jahren sind einfache Aufgaben durchführbar, so sammelt sie Fische von der Schaukel aus ein, dabei fällt es ihr noch nicht leicht, die Haltung zu stabilisieren und gleichzeitig die Bewegung der Hände zu steuern. Sie beschäftigt sich jetzt auch mit Knete, reißt und scheidet sie, drückt „Muster" auf ein Brett. Sie kann Perlen auffädeln und beginnt, die Reihenfolge der Größenordnung bei den Fäßchen zu durchschauen. Sie zeigt Interesse an einfachen Konstruktionen, möchte auch ein Auto aus Matador bauen, braucht aber dazu noch viel Hilfe. Das Planen der vielen Einzelschritte (seriale Leistung) gelingt noch nicht. Allerdings bleibt sie bei der Sache, bis das Auto fertig ist. Einfache Rollenspiele sind durchführbar, so kocht sie für den Autofahrer Linsen.

Die Leistungen von A. sind noch nicht altersgemäß, so daß die Eingliederung in eine Sondereinrichtung noch immer im Raum steht. Dennoch hat sie Entwicklungsfortschritte gemacht. Vor allem die Bereitschaft, sich auf etwas einzulassen, sich mit den Dingen auseinanderzusetzen und einfache Aufgaben anzunehmen, sind für die Eingliederung von Bedeutung.

4.2 Fallbeispiel: Kind B., männlich

B. ist 6;7 Jahre alt, als ihm Ergotherapie verordnet wird. Der Grund zur Vorstellung erfolgte aufgrund der sich zuspitzenden Schulschwierigkeiten wegen zunehmender Aggressivität. Trotz einem IQ von 123 ist es ihm nicht möglich, dem Unterricht zu folgen, es ist auch vorgekommen, daß B. einfach nach Hause gelaufen ist. Mit den Kindern seiner Klasse kommt er nicht zurecht, er kann sich nicht einordnen, verhält sich aggressiv den Kindern gegenüber. Schon früher wurde B. wegen Verhaltensschwierigkeiten und Sprachproblemen behandelt. Er war in psychologischer und sprachtherapeutischer Behandlung. Auch wurde bereits eine Spieltherapie durchgeführt. Wegen der Schwierigkeiten im Kindergarten erfolgte eine Unterbringung in einer Sondereinrichtung, wo B. die Woche über blieb und nur am Wochenende nach Hause ging.

B. ist der älteste Sohn. Er hatte noch zwei Schwester, wobei die ältere behindert war und verstarb als er 5;6 Jahre alt war. B. hatte diese Schwester sehr geliebt, und er hat unter ihrem Tod gelitten.

B. selbst ist nach einer unauffälligen Schwangerschaft termingemäß geboren. Er war kurz nach der Geburt blau gewesen, was den Verdacht eines Sauerstoffmangels nahelegt. Die Entwicklung verlief nicht ganz altersgemäß, aber genaue Angaben waren nicht mehr möglich. Mit 2;6 Jahren lief B. häufig einfach weg, entfernte sich ziellos von seinen Eltern, so daß sie ihn immer wieder suchen mußten. Sie waren in ständiger Angst, ihn zu verlieren, und ließen ihn praktisch nicht aus den Augen. In dieser Zeit schrie er auch viel, hatte Einschlafprobleme, demolierte Gegenstände, wenn es nicht so funktionierte, wie er es sich vorstellte. Mit 3 Jahren ertrank er fast, weil er einfach und ohne Angst ins tiefe Wasser ging. Mit 3;6 Jahren brach er sich den Arm, weil er sich auf dem Spielplatz einfach von der Schaukel losließ. Obwohl er die Verkehrsregeln altersgemäß kannte, lief er einfach los. Er konnte Abstände und Gefahren nicht einschätzen, lief einfach in schaukelnde Kinder hinein.

Im Kindergarten konnte er sich nicht einfügen. Immer wieder kamen Klagen, er würde aus Frustration Dinge zerstören, auch die anderer Kinder. Er hatte keine Freunde. Er konnte sich nicht konzentrieren oder länger bei einer Sache bleiben, ist sehr leicht ablenkbar. Im Gegensatz zu den anderen Kindern war er sehr ungeschickt, hatte Schwierigkeiten beim Klettern und konnte sich auf der Schaukel nicht in Schwung bringen. Beim Rollschuhfahren stellte er sich sehr ungeschickt an, und Radfahren lernte er erst mit 6 Jahren. Wegen Sprachschwierigkeiten erhielt B. Sprachtherapie, mit recht gutem Erfolg.

Die Schwierigkeiten fanden mit der Einschulung ihren Höhepunkt. Nach Angaben der Eltern bestand ein Teufelskreis aus Frustration, Aggression und Depression. Er begriff, wollte und konnte dann die erwarteten Leistungen nicht bringen. In solchen Situationen drehte B. völlig durch, schlug wahllos auf Dinge oder Personen ein. Er verlor dann seine Körperbeherrschung und war keinen vernünftigen Argumenten mehr zugänglich. Auch zu Hause demolierte er die Möbel, schlug auf seine Mutter ein. Dann wiederum erkannte er schlagartig sein Anderssein und verfiel in einen Hilfeschrei: „Warum bin ich so?" B. bezeichnete sich als dummes Kind, als blöd und äußerte Todeswünsche.

Dies war die Situation bei Therapiebeginn. Zu erwähnen ist noch, daß B. nun auch Ritalin erhielt.

In der ersten freien Beobachtung wählt sich B. die Wachsmalstifte aus und malt ein einfaches, aber farbenfrohes Haus. Die Linien sind schief, die Stiftführung erscheint nicht sonderlich auffällig. Seinen Namen schreibt er von der Vorlage ab, dabei fällt eine fast umgekehrte Linienführung auf. Die gezielte Steuerung der feinen Bewegungen aus der Vorstellung heraus scheinen schwerzufallen. B. weiß den Bewegungsablauf für den einzelnen Buchstaben nicht genau. Beim Schrauben kann er die Richtung nicht immer einhalten, als ihm dann Baufixmaterial angeboten wird. Er kommt auch immer wieder beim Abbauen durcheinander, verliert die Orientierung und neigt dazu aufzugeben, wenn es ihm nicht gleich gelingt. Durch schnelle Hilfestellung kann ihm aber über die Schwierigkeiten hinweggeholfen werden, so daß er zu Ende baut. Auf dem Rollbrett hat er Mühe mit der motorischen Planung, er weiß nicht so recht, wie er sich da drauflegen soll, findet auch die richtige Position nicht, kippt deshalb nach vorne oder bremst sich selber in der Bewegung.

Zur genaueren Beurteilung wird der SCSIT (Southern California Sensory Integration Test) durchgeführt. Dabei zeigt sich im visuellen Teil, daß er die Aufgabenstellung als solche schnell begreift. Sobald er aber mehrere Aspekte berücksichtigen muß, verliert er die Übersicht, während er sonst systematisch vergleicht. Um die Position der Teile in der räumlichen Vorstellung richtig zu erfassen, muß er sich mit dem ganzen Körper drehen. Bei Aufgaben, die eine gute Stiftführung und Visomotorik verlangen, verspannt er sich besonders im Schulterbereich. Das Überkreuzen der Mittellinie fällt schwer, er dreht sich mit dem ganzen Körper mit. Der Bewegungsfluß ist infolge der angespannten Haltung blockiert. Bei der Überprüfung der taktil-kinästhetischen Wahrnehmungsleistungen können deutliche Defizite festgestellt werden. Ohne Augenkontrolle fühlt sich B. sehr unwohl, er kann sich auch nicht der Führung überlassen, sondern spannt vermehrt an. Beim Ertasten von Formen versucht er zu spicken. Je länger die Tastreize andauern, desto unruhiger wird er. Die Konzentration läßt sichtlich nach, und der Untertest zur Lokalisation vom taktilen Stimuli muß abgebrochen werden. B. kann die Reize nicht genau lokalisieren, kann gespürte Linien nicht sicher wiedergeben. Auf Grund dieser Beobachtungen muß eine taktile Abwehrreaktion angenommen werden, die sich vor allem dann zeigt, wenn B. die Kontrolle verliert. Die Beobachtungen hinterlassen den Eindruck, daß B. seinen eigenen Körper mehr kognitiv und weniger gefühlsmäßig erfaßt; daß er auch kein richtiges Gefühl für seine Kraft hat und daher auch sehr grob werden kann. Bei den motorischen Untertests des SCSIT bestätigt sich diese Vermutung immer mehr. B. muß überlegen, wenn er eine Körperstellung nachahmen soll. Die räumliche Beziehung seiner eigenen Körperteile erfaßt er nicht sicher, er muß gewissermaßen die richtige Stellung erst suchen. Beim Überkreuzen der eigenen Mittellinie kommt er immer wieder durcheinander. Das Wechselspiel zwischen der rechten und linken Körperseite ist unharmonisch. Die motorische Planung und der Bewegungsfluß sind auffällig. Beim Post-Rotations-Nystagmus-Test kann er seine Haltung bewahren. Über Schwindelgefühl äußert er sich nicht.

Die klinischen Beobachtungen bestätigen die Beobachtungen beim Test. B. versucht, die Bewegungen genau, bewußt durchzuführen, so daß der Bewegungsfluß ins Stocken gerät. Er ist dabei sehr verspannt. Die Beugung in der Rückenlage und die Streckung aus der Bauchlage kann er unter Anstrengung einnehmen. Sobald er gleichzeitig zählen soll, muß er sich abstützen. Er zählt mit sehr gepreßtem Tonfall, die Sprungbereitschaft ist nicht immer spontan auslösbar.

Die Behandlung erfolgt hier sowohl in Form einer Einzel- wie auch Gruppenbehandlung, da B. lernen muß, auch mit anderen Kindern zurechtzukommen. Sein Verhalten ist in der Gruppe auffällig. Er rennt herum, rempelt die anderen Kinder, provoziert sie auch. Er kann sich schwer bremsen und schießt leicht über das Ziel hinaus. B. hat Mühe, seine Handlungen und Bewegungen zu organisieren, und braucht hier und dort Hilfestellung.

In der Einzelstunde werden Materialien angeboten, die die taktile Wahrnehmung verbessern sollen. Dem Vibrator stand er erst skeptisch gegenüber, begann dann aber bald, verschiedene Laufstärken auszuprobieren. Unter dieser Stimulation wurde B. ruhiger, und entspannte sich sichtlich. Er selber sagte einmal: „Ich spüre mein Blut fließen." Mit Rasierschaum schmiert und malt B. inzwischen sehr gerne, er wünscht ihn sich immer wieder. Außerdem scheint es sehr wichtig zu sein, daß B. die Geräte ausreichend lange für sich allein hat, um sich drauf einzustellen, was in der Gruppensituation weniger möglich ist. So schaukelt B. z.B. ausgesprochen gerne und lange in allen Variationen. Beim Schaukeln entspannt er sich und kommt zu einer innerlichen Ruhe. Dabei entwickelt er dann auf Grund von Anregungen verschiedene Spiele, z.B. Säckchen während des Schaukelns aufsammeln und in einen Behälter werfen, Ringe aufstekken beim Schaukeln, Rasierschaum auf dem Boden verteilen usw. Bei all diesen Aktivitäten muß er seine Bewegungen auf ein Ziel ausrichten, muß die Bewegungen anpassen, planen und steuern. B. ist für solche Tätigkeiten sehr leicht zu motovieren, und die zunehmende Sicherheit hilft ihm auch, in der Gruppensituation besser mit den Geräten und den anderen Kindern zurechtzukommen. B. gerät immer wieder leicht in Panik, wenn er die Kontrolle über eine Situation verliert, wenn gewissermaßen etwas mit ihm geschieht, ohne daß er es einordnen kann, wenn er die Steuerung und Orientierung verliert. Dies fällt besonders bei partnerschaftlichen Tätigkeiten, wie beispielsweise beim Sich-ziehen-lassen auf dem Rollbrett auf.

Im Laufe der Therapie beginnt er immer mehr zu experimentieren. Er baut sich Hindernisse auf, arrangiert die Geräte so aneinander, daß er sein Ziel erreicht. Früher ärgerte sich B., wenn ihm etwas nicht gelang, und er hörte auf. Jetzt beginnt er zu überlegen, was er anders machen kann, sucht noch andere Lösungsmöglichkeiten, teilweise über das Ausprobieren, teilweise aber auch über das Überlegen. Sein Handlungsplanen hat sich deutlich verbessert. B. ist zufriedener und selbstbewußter geworden, kann Frustrationen besser ertragen. Er kommt auch mit den anderen Kindern besser zurecht, kann sich ihnen mitteilen, muß sie nicht mehr „bekämpfen". Er kann warten, bis er an die Reihe kommt und seine Wünsche zugunsten anderer zurückstellen. Er beginnt auch zu Hause mit anderen Kindern zu spielen. B. hat Freude am Bauen, hat dabei gute Ideen. Einfache Regeln kann er einhalten. Auch in der Schule sind nach dem einen Jahr Therapie Fortschritte zu verzeichnen, obwohl hier keine speziellen Therapieangebote gemacht wurden. Er macht seine Schulaufgaben bereitwilliger, wehrt sich nicht mehr gegen das Schreiben und Lesen, gibt sich Mühe, obwohl es ihm noch schwerfällt. Im Rechnen braucht er noch konkretes Anschauungsmaterial. Auch hat er noch Schwierigkeiten, wenn er sich auf eine neue „Rechenart" umstellen soll. Er soll zum Jahresende wieder ins 1. Schuljahr zurückversetzt werden, damit er das bisher Erreichte stabilisieren kann. Den Anforderungen im 2. Schuljahr ist er noch nicht gewachsen.

Literatur

Affolter F (1987) Wahrnehmung, Wirklichkeit und Sprache. Neckar-Verlag, Villingen/Schwenningen

Augustin A (1977) Beschäftigungstherapie bei Wahrnehmungsstörungen. Verlag Modernes Lernen, Dortmund

Augustin A (1979) Aufgaben und Möglichkeiten der Beschäftigungstherapie in der Pädiatrie. In: Jentschura, Janz (Hrsg) Beschäftigungstherapie, Bd. 2. Thieme, Stuttgart, S 119–196

Ayres J (1976) Southern California Sensory Integration Test SCSIT. Western Psychological Services, Los Angeles

Ayres J (1979) Lernstörungen, Sensorisch Integrative Dysfunktion. Springer, Berlin Heidelberg New York Tokyo

Ayres J (1984) Bausteine der kindlichen Entwicklung. Springer, Berlin Heidelberg New York Tokyo

Bauer A (1986) Minimale cerebrale Dysfunktion und/oder Hyperaktivität im Kindesalter. Springer, Berlin Heidelberg New York Tokyo

Berger E (Hrsg) (1977) Minimale cerebrale Dysfunktion bei Kindern. Huber, Bern

Bobath B (1962) Die Grundlagen der Behandlung des cerebral gelähmten Kindes. Pädiat Fortbild Prax 61

Bobath K (1969) Die Neuropathologie der infantilen Zerebralparese. In: Diagnostik und Therapie zerebraler Bewegungsstörungen im Kindesalter. Bartmann, Frechen, S 83–112

Bobath K (1970) Die moderne Behandlung der zerebralen Bewegungsstörung und ihre Bedeutung für die körperliche und geistige Entwicklung des Kindes. Mat Med Nordmark 22

Bobath K (1971) Frühbehandlung und ihre methodischen Grundlagen. In: Matthias HT, Brüster H, Zimmermann V (Hrsg) Spastisch gelähmte Kinder. Thieme, Stuttgart, S 173–178

Ehrat F, Mattmüller-Frick F (1987) POS – Kinder in Schule und Familie. Schriftenreihe Erziehung und Unterricht, Bd 32. Haupt, Bern

Frostig M (1963) Entwicklungstest zur visuellen Wahrnehmung. Beltz, Weinheim

Frostig M (1973) Bewegungserziehung, neue Wege der Heilpädagogik. Reinhardt, München

Frostig M (1974) Wahrnehmungstraining zur visuellen Wahrnehmung. Crüwell, Dortmund

Frostig M (1981) Teilleistungsstörungen: Ihre Erkennung und Behandlung bei Kindern. Urban & Schwarzenberg, München

Kiphard E (1979) Motopädagogik. Verlag Modernes Lernen, Dortmund

Kiphard E (1983) Mototherapie, B I und II. Verlag Modernes Lernen, Dortmund

Piaget J (1973) Das Erwachen der Intelligenz beim Kinde, 2. Aufl. Klett, Stuttgart

Rohen JW (1978) Funktionelle Anatomie des Nervensystems. Schattauer, Stuttgart

Schilling F (1974) Körper-Koordinationstest für Kinder KTK. Beltz, Weinheim

Zimmer R, Volkhammer M (1984) Motoriktest für vier- bis sechsjährige Kinder MOT. Beltz, Weinheim

Kognitiv-verhaltenstherapeutische Interventionen bei hyperaktiv-aggressiven Kindern

Hans G. Eisert

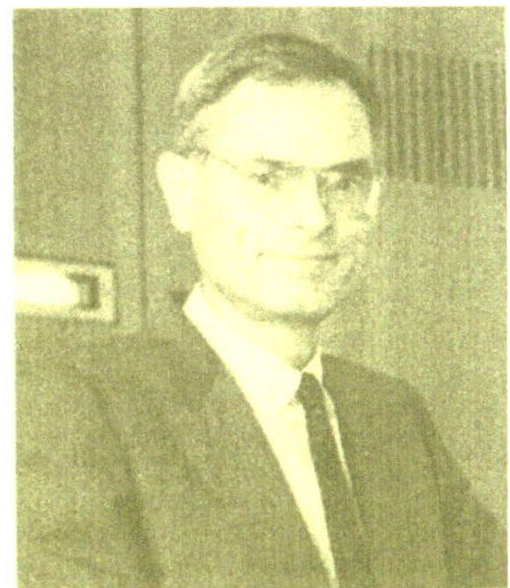

Psychologiestudium in Hamburg, Forschungstätigkeiten in Lausanne und Frankfurt im Bereich heilpädagogischer Psychologie. Promotion zum Dr. phil. zum Thema hyperaktive Kinder. Seit über 10 Jahren leitender Psychologe der Kinder- und Jugendpsychiatrischen Klinik am Zentralinstitut für seelische Gesundheit, Mannheim. Forschungen und Veröffentlichungen über die Therapie hyperaktiver Kinder.

1 Hyperaktive Kinder und ihre behandlungsbedürftigen Probleme

Aus einem Krankenblatt

Aufnahmeanlaß: Der 7jährige Junge kommt wegen motorischer Unruhe, Umtriebigkeit, Unkonzentriertheit und leichter Ablenkbarkeit in der Vorschule. Er rede viel, könnte nicht stillsitzen und störe den Vorschulunterricht. Er gerate leicht in Streitigkeiten mit anderen Kindern und zerstöre öfters Gegenstände. Seit einem vierteljährigen Besuch der ersten Grundschulklasse im Herbst habe er einen Freund, vorher habe er noch nie richtige Freunde gehabt, da er immer wieder mit seinen Spielkameraden in Streit geraten sei. Dabei habe er eine gute Auffassungsgabe und sei an sich begabt, lediglich seine Unkonzentriertheit und Unruhe würden seine Leistungen beeinträchtigen. In packenden Spielsituationen könne er sich auch für längere Zeit mit einer Tätigkeit beschäftigen.

Aus dem psychologischen Befund: In einem Intelligenzverfahren erzielt er einen IQ von 102. Sein Verhalten dabei: zuerst sehr ruhig, versteht Anweisungen, wird dann von Minute zu Minute unruhiger, kontrolliert nicht mehr, fragt zwischendurch nach allem möglichen. Distanzlos, faßt alles an, montiert den Körperkoordinationstest auseinander, ist kaum zu halten, grimassiert.

Das dürfte die typische Beschreibung eines hyperaktiven Kindes sein: Zappelphilipp und Hans-Guck-in-die-Luft zugleich.

Die *Leitsymptome* Aufmerksamkeitsstörung, gesteigerte, situationsunangemessene Motorik, kognitive Impulsivität, emotionale Labilität sind weder geeignet noch dazu ausersehen, die Probleme, die viele dieser Kinder in ihrem Alltag haben und machen, hinlänglich zu beschreiben. Schwierigkeiten ergeben sich schon daraus, daß mit „Aufmerksamkeitsstörung" eine Allzweck-Zuschreibungskategorie bemüht wird, die – wenn man Eltern und vor allem Lehrer befragt – regelmäßig zu hohen Quoten von so gekennzeichneten, d.h. unkonzentrierten Kindern führt. Offenbar sind Unkonzentriertheit bzw. Aufmerksamkeitsstörung Passepartout-Begriffe, die wesentlich auch dazu dienen, Unzufriedenheit mit einem Kind, Probleme im Umgang mit ihm, auszudrücken. Um so mehr ist der Hinweis auf das Ausmaß des Problems vonnöten. Etwa 1–2% der Grundschüler werden so kinderpsychiatrisch diagnostiziert und damit auch für besonders behandlungsbedürftig erachtet, etwa 6mal mehr Jungen als Mädchen, wenn man u.a. Kriterien, wie sie das amerikanische Klassifikationssystem DSM-III vorgibt, ergänzt durch einige psychologische Meßverfahren, Lehrer- und Eltern-Schätzskalen anwendet und zudem fordert, daß das hyperkinetische Verhalten gleichermaßen zu Hause, in der Schule und möglichst auch in der Klinik auszumachen sein sollte (vgl. Campbell & Werry 1986).

Die Symptome des hyperkinetischen Syndroms als Kürzel für die Schwierigkeiten der Patienten können zudem nicht ausreichend vermitteln, was etwa mit „aufmerksamkeitsgestört" in einem bestimmten Alter gemeint ist. Impulsivität, einem 6jährigen zugeschrieben, dürfte andere Verhaltensweisen implizieren als wenn ein 12jähriger so gekennzeichnet wird. Der Kliniker ist in einem erheblichen Maße auf seine subjektiven Normen angewiesen, seine Erfahrung, wie 8jährige so normalerweise sind, wenn er eine solche Auffälligkeit von Symptomwert konstatiert. Schließlich: gar zu leicht verführen Begriffe wie „motorische Unruhe" und „Aufmerksamkeitsstörung" zu einem Denken in Eigenschaften, d.h. zeitlich überdauernden Charakteristika einer Person – mit u.U. negativen Folgen für das so gekennzeichnete Kind: gestern konnte er es doch noch, der will nur nicht... Die Wechselhaftigkeit des Verhaltens ist beinahe ein konstituierendes Element der Diagnose. Dies im Auge zu behalten, ist pädagogisch und therapeutisch bedeutsam.

Oft ist das Verhalten durch eine hohe Situationsspezifität ausgezeichnet. Wann tritt Hyperaktivität besonders hervor? Wenn Eltern und Lehrer Forderungen stellen (und vom Kind Befolgen erwartet wird), in Situationen also, in denen Regeln von außen vorgegeben werden, wenn Zurückhaltung, regelhafte Zusammenarbeit gefordert sind, beim Spiel mit Gleichaltrigen etwa, beim Einkaufen im Supermarkt. Fernsehen, Alleinspielen hingegen bereiten weniger Schwierigkeiten (Barkley 1982; Eisert 1987a). Geradezu ein Provokationstest für hyperaktives Verhalten ist die Hausaufgabensituation mit der Mutter: eine der wenigen Gelegenheiten, vermehrt Interaktionsauffälligkeiten zu beobachten, nicht nur um des Konstatierens willen, sondern um in dieser ganz konkreten, gemeinhin von allen Beteiligten leidvoll erlebten Situation zu intervenieren, dies in der Absicht, die Mutter-Kind-Beziehung zu verbessern (vgl. Eisert 1987a).

Der eingangs wiedergegebene Ausschnitt aus einem Krankenblatt hat ein wesentliches Problem angedeutet, das weitgehend als Folge hyperaktiven Verhaltens aufzufassen ist. Das sind die sozialen Schwierigkeiten, die diese Kinder haben. Sie kommen mit anderen nicht zurecht, sind isoliert, werden zurückgewiesen, als auffällig-problematisch erlebt. Vor allem: hyperaktive Kinder können ihr Verhalten nicht als Reaktion auf diese erfahrene Zurückweisung ändern. Klassen mit einem hyperaktiven Kind erfahren vermehrt negative Reaktionen seitens ihrer Lehrer. Hyperaktives Verhalten löst auch bei Mitschülern eher unangepaßtes Verhalten aus. Vor allem: Ablehnung durch Gleichaltrige erhöht das Risiko späterer psychosozialer Auffälligkeit. Bei der Behandlung besonders zu berücksichtigen ist, ob aggressive Verhaltensweisen auftreten. Die Befunde zeigen überdeutlich: Aggressivität im Kindesalter hat eine schlechte Prognose. Aggressivität kommt als Merkmal eine zeitliche Stabilität zu, wie sie ansonsten nur der Testintelligenz eigen ist (zur Literatur s. Eisert 1987b; Loeber 1985). So macht es denn auch einen erheblichen Unterschied, ob kindliche Hyperaktivität mit Aggressivität gepaart ist. Während Hyperaktivität vor allem schulische Leistungsdefizite zur Folge hat, erhöht Aggressivität darüber hinaus das Risiko aggressiven und delinquenten Verhaltens in der Jugend. Anzumerken ist, daß das bisherige diagnostische Instrumentarium eine Unterscheidung von Hyperaktivität und Störung des Sozialverhaltens schwierig macht.

Man kann davon ausgehen, daß in klinischen Gruppen Hyperaktivität und Aggressivität oft verquickt sind (Hinshaw 1987; Loney 1987). Und hyperaktiv-aggressive Kinder haben die schlechteste Prognose. Behandlungspriorität ist gegeben. Tabelle 1 deutet die Langzeitwirkungen hyperaktiven Verhaltens allgemein an.

Tabelle 1. Langzeitfolgen kindlicher Hyperaktivität (vgl. Eisert 1985)

- Keine schweren psychiatrischen Erkrankungen
- Nur etwa 20% sind in der frühen Jugend problemfrei
- Zu Beginn des Erwachsenendaseins erfüllen nach wie vor ein Drittel DSM-III-ADDH-Kriterien
- Mehr Schwierigkeiten mit Alltagsbelastungen
- Schul- und Ausbildungsprobleme, Leistungsprobleme, Leistungsmängel, geringer beruflicher Erfolg
- Schlechtes Auskommen mit Gleichaltrigen

Gar zu leicht übersehen – was Wunder, angesichts des den Gegenüber erst einmal in Anspruch nehmenden expansiven Verhaltens – werden emotionale Probleme des Kindes: sein geringes Selbstvertrauen im Gefolge ständiger negativer Erfahrungen im Umgang mit anderen und im Leistungsbereich. Am negativen Selbstbild etwas zu ändern, muß ein wesentliches Ziel pädagogisch-therapeutischer Intervention sein.

Wozu wird dies hier alles nochmals angeführt? – Weil hier nicht nur angedeutet wird, von welchen Kindern wir sprechen, sondern vor allem auch, welche vielfältigen Problembereiche involviert sind, welches Ausmaß an Behandlungsnotwendigkeit gegeben ist, welche Ausdauer vonnöten ist, und wie vermessen es wäre, zu meinen, man könne den Problemen dieser Kinder in ihrer Sozialökologie mit irgendeiner Intervention ein für allemal, in 20–30 h etwa, beikommen. Bescheidenheit ist angezeigt.

Angezeigt ist auch, darauf hinzuweisen, wo der empirischen Literatur zufolge die eigentlichen Schwierigkeiten der Kinder liegen, und sei es, weil wir als Therapeuten der Erklärungsmuster für unser Handeln bedürfen. Damit sind nicht die Ursachen der Hyperaktivität gemeint, da trifft man sich gemeinhin in der Metapher, Hyperaktivität sei der letzte gemeinsame Weg einer Vielfalt von verursachenden Bedingungen. Vielmehr: woran fehlt es denn bei dieser Störung?

2 Hyperaktivität als dysregulatorische Störung – eine handlungsanleitende psychologische Modellvorstellung

Verschiedene Autoren begreifen Hyperaktivität als dysregulatorische Störung (Gualtieri et al. 1983), bei der auf den verschiedenen Ebenen, der physiologischen, des Verhaltens und des Denkens, es dem Kind nicht gelingt, sich situativen Anforderungen jeweils anzupassen. Vier Aspekte kennzeichnen nach Douglas (1984; im Druck) diesen zentralen Defekt der Selbstregulation: 1) hyperaktive Kinder zeigen wenig Bereitschaft, andauernd Aufmerksamkeit und Mühe in anfordernde Aufgaben zu investieren; 2) sie sind weitgehend unfähig, impulsives Reagieren zu hemmen; 3) es gelingt ihnen nicht, Aktivierung oder Wachheit („Arousal“) den situativen Anforderungen jeweils anzupassen; 4) sie suchen im besonderen Maße unmittelbare Gratifikation. Auf diesen Nenner lassen sich, so Douglas (1984; im Druck), die kaum noch zu übersehenden Einzelstudien bringen, die Defizite hyperaktiver Kinder bei Aufgaben zeigen, die ein „Monitoring“, Wahrnehmungsdifferenzierung, Gedächtnis, logisches Suchen und psychomotorische Kontrolle verlangen. [Hingewiesen sei noch auf eine neuere Hypothese von Haenlein u. Caul (1987), die die primären Proble-

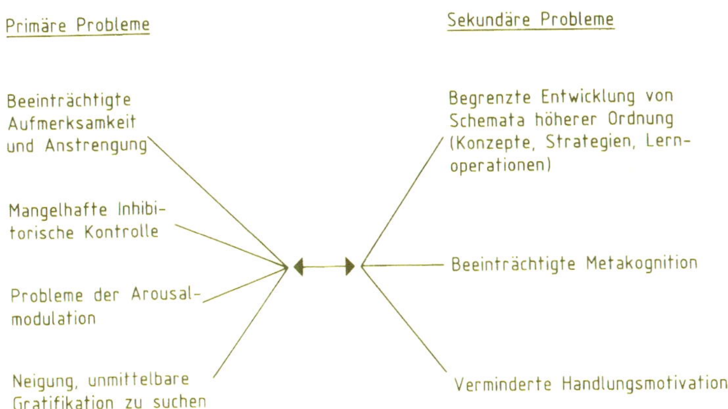

Abb. 1. Das Modell der Aufmerksamkeitsstörung von Virginia Douglas (aus Douglas, 1984).

me hyperaktiver Kinder auf eine Dysfunktion des Belohnungssystems zurückzuführen trachtet.] Bedeutsam ist, daß nicht die Informationsverarbeitung an sich gestört ist. Die Defizite treten vielmehr hervor, wenn die Anforderungen gesteigert werden: wenn z. B. Menge und Komplexität der zu verarbeitenden Information anwächst, Geschwindigkeit und Dauer gesteigert wird, Gründlichkeit gefordert ist. Dann zeigen Hyperaktive im Vergleich zu unauffälligen Kindern erhebliche Leistungseinbußen. Wird die zu verarbeitende Information gemindert, läßt man die Kinder nach ihrem Tempo arbeiten, wird Hilfestellung gegeben, mehr Unterstützung gewährt, so mindern sich die Auswirkungen dieser selbstregulatorischen Störung.

Virginia Douglas (z. B. 1984) hat die Auswirkungen dieser basalen Probleme, die wiederum auf die Grundprobleme zurückwirken, beschrieben (Abb. 1). Eben angedeutet: die geringe Daueraufmerksamkeit, das vorschnelle Reagieren, die unzureichende selektive Aufmerksamkeit – Unwesentliches wird nicht von Wesentlichem unterschieden – verhindern eine altersgemäße metakognitive Entwicklung, d. h. das Kind lernt nicht, über sein Denken nachzudenken, geplant vorzugehen, Probleme seinem Alter entsprechend zu lösen. Es erfährt ständig Mißerfolge im Kognitiven wie im Sozialen. Es läßt sich schließlich auf nichts mehr ein, wirft sich im Unterricht unter den Tisch, benötigt eine halbe Stunde, um das richtige Heft aus dem Ranzen zu ziehen.

Diese Vorstellungen geben den allgemeinen Hintergrund für unsere kognitiv-verhaltenstherapeutische Intervention ab; wie auch die allgemeine Beschreibung des Vorgehens von Douglas (Douglas et al. 1976) Ausgangspunkt für die Entwicklung unseres Behandlungsprogramms war.

3 Die kognitiv-verhaltenstherapeutische Intervention

3.1 Die multimodale Behandlung

Unsere multimodale Behandlung verbindet eine kognitiv-verhaltenstherapeutische Intervention, bei der ansatzweise auch die schulischen und sozial-emotionalen Defizite der hyperaktiven Kinder im Grundschulalter angegangen werden, mit einer Stimulanzientherapie. Dazu kommt intensive Elternarbeit und – wenn möglich – Lehrerberatung. Die Wirksamkeit der Behandlungskomponenten, vor allem die Notwendigkeit der medikamentösen Therapie, werden jeweils kontinuierlich mit Hilfe einer Reihe von Meßverfahren (direkte Verhaltensbeobachtung, Eltern/Lehrer-Schätzskalen, Daueraufmerksamkeitstests) geprüft (Eisert et al. 1982).

In der Familie versuchen wir, das Sich-gegenseitig-unter-Druck-Setzen zu unterbrechen, indem wir an umschriebenen Verhaltensausschnitten ansetzend u. a. einfache Techniken der Verhaltensmodifikation vermitteln. Mit der Schule bemühen wir uns darum, eine fast immer drohende Aus- oder Umschulung zurückzustellen und eine positivere Einstellung des Lehrers dem Kind gegenüber zu bewirken. Beim Kind trachten wir zunächst einmal danach, daß es sich überhaupt wieder auf Spielerisches und Schulisches einläßt. Damit es in der Folge weniger impulsiv reagiert, vermitteln wir ihm Strategien, die ihm dazu verhelfen sollen, bisher kritische soziale und Leistungssituationen besser zu bewältigen.

3.2 Zur Arbeit mit den Eltern

Um Veränderungsbereitschaft bei allen Beteiligten zu wecken, sind die Hausaufgaben ein probates Mittel, geht es dabei doch oft stundenlang, teils handgreiflich, allemal mit mütterlichem und kindlichem Leid verbunden, zu. Die Hausaufgabensituation erlaubt es dem Kliniker, die Probleme wieder in ihren Zusammenhang zu stellen, aus dem sie ihm erst einmal losgelöst in seinem Untersuchungszimmer präsentiert werden. Die problematische Mutter-Kind-Interaktion wird bei den Hausaufgaben auch außerhalb des familiären Rahmens sehr schnell deutlich. Gemeinsam wird eine Videoaufzeichnung von Kind und Mutter bei den Hausaufgaben betrachtet. Die Beteiligten äußern sich, wie sie sich in bestimmten Situationen gefühlt haben, was ihnen dabei durch den Kopf gegangen ist, was man anders machen könnte, und wie der andere wohl darauf reagieren würde. Der Pädagoge/Therapeut macht Vorschläge, was man üben könnte, damit es anders wird: wie man das Kind, besser sein Verhalten, loben kann, seine Selbständigkeit fördert, überhaupt erst einmal die Situation strukturiert. Dazu wird ein fester Arbeitsplatz vereinbart, eine bestimmte Zeit, ein Hausaufgabenheft geführt. Das sind die üblichen Stimuluskontrolltechniken, die auch dazu beitragen, daß die Hausaufgaben wieder an Attraktivität gewinnen. Allgemeines Ziel ist, das Kind allmählich zum Hauptverantwortlichen für das Erledigen der Hausaufgaben zu machen.

In Elterntrainings werden Eltern oft aufgefordert, eine bestimmte Zeit täglich mit ihrem Kind beim Spiel zu verbringen und es für angemessenes Verhalten dabei jeweils zu loben. Die Mütter, die zu uns kommen, machen sehr oft deutlich – und darin sind sie sich mit ihrem Kind einig –, daß sie nicht (mehr) bereit sind, miteinander zu spielen, und wenn es denn dazu käme, was es da zu loben gäbe. Verkürzt: wir lassen u.a. die Mutter anfangs in eine Liste regelmäßig eintragen, welches kindliche Verhalten sie an diesem Tag erfreut hat. Und wir machen sie in gemeinsamen Spielsituationen darauf aufmerksam, welche Verhaltensweisen ihres Kindes uns lobenswert erscheinen. Das Äußern positiver Gefühle wird direkt geübt, der Mutter dabei geholfen, eine zu ihr passende Ausdrucksweise zu finden, die dann, u. U. auf Zetteln fixiert, ihr zu Hause eine Hilfe und Erinnerung sein kann. Anfänglich führen die Eltern Buch darüber, wie oft sie ihr Kind an einem Tag gelobt haben.

3.3 Der „Förderunterricht"

Vorausgesetzt, Hyperaktivität ist zuerst einmal eine, allerdings bisher keineswegs ausreichend spezifizierte Aufmerksamkeitsstörung, dann gilt es weniger, die Aktivität des Kindes zu reduzieren, als vielmehr ihm dazu zu verhelfen, seine Aufmerksamkeit anhaltender zu zentrieren und seine Impulse besser zu kontrollieren. Dazu dient eine Art Förderunterricht, zu dem das Kind etwa 15 bis 20 mal kommt, die ersten 5–6 h allemal ohne Beteiligung anderer Kinder. Anfänglich verleugnet es zumeist alle Schwierigkeiten. Zu sehen lernen, was ihm alltäglich Probleme bereitet, ist eine Sache, eine andere für das Kind erfahrbar zu machen, daß wir ihm bei deren Bewältigung behilflich sein können. Das Kind lernt, dank dem Therapeuten, der das Vorbild abgibt, indem er laut denkt, wie man mit Schwierigkeiten umgehen kann, sie zuerst einmal erkennt, verschiedene Lösungsmöglichkeiten überlegt und abwägt, abschätzt, ob sie angemessen sind, die Richtigkeit der Lösung kontrolliert, schließlich sich selbst für seinen Erfolg bestätigt. Und zwischendurch kommt es darauf an, mit

Tabelle 2. Konzeptuelle Selbstinstruktion

1. Problem-Definition:
   „Zunächst einmal muß ich genau wissen, was ich tun soll."
2. Problem-Annäherung:
   „Dabei muß ich alle Möglichkeiten beachten und überdenken."
3. Zentrieren der Aufmerksamkeit:
   „Ich soll nur an das denken, was ich gerade mache."
4. Überprüfen, Fertigwerden mit Fehlern:
   „Ja, wenn ich einen Fehler mache, muß ich beim nächsten Mal gründlicher aufpassen und genauer nachdenken. Dann wird es sicher besser."
5. Überprüfen, Verstärkung:
   „Oh, das habe ich gut gemacht, gut aufgepaßt."

Fehlern und Schwierigkeiten und daraus erwachsenden Unlustgefühlen umzugehen, ohne daß die Handlungskette unterbrochen wird. Bei diesem sog. Selbstinstruktionstraining als einem wesentlichen Element unserer kognitiv-verhaltenstherapeutischen Intervention lernt das Kind, in handlungsanleitender Weise zu sich selbst zu sprechen, das macht ihm erst der Pädagoge/Therapeut vor, indem er laut denkt. Der Schüler übernimmt dies, und schließlich wird das laute Denken ausgeschlichen, eben leise gedacht – immer an den Stellen, an denen zuvor impulsiv reagiert wurde. Tabelle 2 deutet die allgemeinen, d.h. nicht aufgabenspezifischen Problemlösungsschritte an. Anfänglich stehen einfache psychomotorische Aufgaben im Vordergrund, um handlungsanleitendes Zu-sich-Sprechen einzuüben. Sie unterfordern das Kind zunächst eher. Das ist geboten, um den mißerfolgsgewohnten, leistungsängstlichen und verweigernden Kindern um jeden Preis Erfolgserlebnisse zu sichern. Gleich nach den Aufgaben – den zunächst wenig schulähnlichen Aufgaben – folgen Spiele, vorwiegend solche, die eine gewisse Vorausplanung verlangen. Später werden Interaktionssituationen eingeführt. Um Generalisierung wahrscheinlicher zu machen, werden die an zunächst ganz spezifischen Aufgabentypen erworbenen kognitiven Strategien bei vielfältigen Aufgaben, in unterschiedlichen Situationen, mit unterschiedlichen Personen – Eltern, Lehrer, Gleichaltrige – eingeübt. Für dieses kognitiv-verhaltenstherapeutische Programm haben wir ein (unveröffentlichtes) Manual entwickelt. [Zur Evaluation s. Eisert et al. (1982); Eisert u. Eisert (1987).]

Ein solches Vorgehen wird der kognitiven Verhaltensmodifikation zugerechnet: Verhaltensmodifikation, weil das Kind systematisch belohnt wird, um es bei der Stange, und das interessiert, zu halten, kognitiv: weil vermittelt wird, wie man mit Problemen umgehen kann, nicht gleich impulsiv drauflosgehen muß. Wenn man den Lehrer über das Vorgehen unterrichtet, kann man auch sichern, daß das Gelernte in den Unterricht eingeht – das Kind seine neuerworbenen Fertigkeiten auch da einsetzt, wo es wichtig ist, außerhalb des Behandlungszimmers. (Zur Verhaltensmodifikation hyperaktiven Verhaltens s. Pelham 1986; Rapport 1987).

3.4 Aggressives Verhalten als Folge fehlerhafter Informationsverarbeitung – wie man mit Wut und Ärger besser umgehen kann

Kindliche Hyperaktivität geht oft mit aggressivem Verhalten einher. Wie können wir die Kinder dahin führen, sich besser zu steuern, nicht gleich aggressiv auszuagieren?

Aggressives Verhalten hat seine Ursache oft weniger darin, daß derjenige, der sich so verhält, nicht über andere Verhaltensweisen verfügt, wie wir ihm das oft unterstellen, wenn wir ihm prosoziale Fertigkeiten vermitteln wollen. Häufig kennt derjenige, der sich in einer Situation aggressiv verhält, durchaus alternative Verhaltensweisen, er legt sie nur nicht in dem Augenblick an den Tag; dies z.T., weil er einem Informationsverarbeitungsfehler aufsitzt: in einer kritischen Situation nur bestimmte soziale Zeichen wahrnimmt, dem Gegenüber zuschreibt, förmlich von ihm erwartet, daß der ihm feindlich gesonnen sei. Und das führt – andere Verhaltensweisen werden gar nicht ins Kalkül gezogen – schnurstracks zu aggressivem Verhalten (Dodge 1985). Das aggressive Verhalten und seine Vorläufer: Wut und Ärger, werden weniger von einer Situation, einem Ereignis an sich ausgelöst, als vielmehr durch deren weitgehend automatisiert ablaufende kognitive Verarbeitung. Um diese Ketten von Gedanken und Gefühlen, die zur Aggression führen, zu unterbrechen, lernt das Kind im ersten Schritt die Gedanken, seine physiologischen Reaktionen und Verhaltenskomponenten von Ärger kennen – was dem vorhergeht, sodann, mit welchen alternativen Verhaltensweisen dem bei- bzw. zuvorzukommen ist. Im zweiten Schritt werden diese kognitiven und Verhaltensfertigkeiten eingeübt und schließlich im dritten Schritt in zunehmend belastenderen, d.h. realeren Situationen angewandt. Das Ertragen immer stärkerer Stressoren, d.h. zuvor Wut und Ärger provozierender Situationen, wird geübt (zur Lit. s. Eisert 1987b). Eine solche „Streß-Impfung" – kognitive Umstrukturierung, also Änderung der Interpretation bisher mit Aggression verknüpfter Situationen, Selbsteinschätzung: wie habe ich das gemacht?, woran erkenne ich provozierende Situationen?, wie ärgerlich bin ich?, Entspannungstechniken: u.a. tiefes Atmen und imaginative Techniken, u.a. Vorstellungen, die mit Beruhigung einhergehen – birgt Inhalte, die vor allem durch Lernen am Modell und Rollenspiel vermittelt werden. Auf Provokationen lernt das Kind und v.a. der Jugendliche u.a. mit Hilfe von

Selbstinstrukionen angemessener zu reagieren: „Den Burschen werde ich nicht beachten" (Feindler u. Ecton 1986; Lochman u. Curry 1986).

4 Abschließende Bemerkungen

Zum Entwicklungsstand sozial-kognitiver Interventionsprogramme (vgl. Eisert 1987b) sei hier nur angemerkt, daß die neuerworbenen kognitiven Problemlösungsfertigkeiten sich nicht, beinahe von selbst, in ein sozial angemessenes Verhalten umsetzen. Auch wenn hyperaktiv-aggressive Kinder gerade im Rollenspiel ihre Kompetenz demonstriert haben, Alltagssituationen besser bewältigen zu können, so sichert dies noch nicht, daß sie sich kurze Zeit später, auf dem Heimweg nämlich, auch so verhalten. Auch deshalb, um Verhaltensgeneralisierung wahrscheinlicher zu machen, sind Eltern und Lehrer einzubeziehen. Um das Kind dazu anhalten zu können, die Problemlösungsstrategien anzuwenden, müssen sie erst einmal die Bedeutung dieser Strategien für sich selbst erkennen, sie selbst erlernen und anwenden.

Der relative Mißerfolg einer Intervention mag auch darin begründet sein, daß das Kind anschließend auf starre Rollenerwartungen trifft: daß ihm so begegnet wird, als verhielte er sich nach wie vor hyperaktiv-aggressiv – mit dem Ergebnis, daß die alten Verhaltensmuster wieder aktiviert werden. Ursachenzuschreibungen und Erwartungen, die die Umgebung dem Kind gegenüber hegt, sind demnach tunlichst von vornherein zu berücksichtigen. Es könnte auch gefährlich sein, das Kind, nur weil es inzwischen über die notwendigen sozialen Fertigkeiten verfügt, zu früh (wieder) in Gruppensituationen zu bringen (Bierman u. Schwartz 1986).

Belege dafür, daß durch kognitiv-verhaltenstherapeutische Interventionen allein dauerhafte Veränderungen eintreten, stehen weitgehend aus, es ist bisher nicht das Übliche, daß – wie bei unserer, allerdings multimodalen Behandlung hyperaktiv-aggressiver Kinder – Ausschulung und Nichtversetzung vermieden werden konnten (Eisert et al. 1982; Eisert u. Eisert 1987) oder daß sich – ebenfalls bei einer klinischen Gruppe von Kindern mit antisozialem Verhalten nach der Behandlung und 1 Jahr später – bedeutsam mehr der sozial-kognitiv Behandelten im normalen Bereich prosozialen Verhaltens bewegen und sich in dieser Hinsicht einer nondirektiv behandelten Kontrollgruppe überlegen erwiesen (Kazdin et al. 1987).

Das sind noch recht grobe Techniken, über die wir verfügen. Sie berücksichtigen noch nicht hinlänglich das Entwicklungsniveau des Kindes, das zeigt sich schon, wenn ähnliche Strategien über einen breiten Altersbereich angewandt werden. Den Modellvorstellungen, etwa zur

Abfolge der Problemlösungsschritte, ermangelt es noch des spezifischen entwicklungspsychologischen Unterbaus (vgl. Brown 1987).

Gar zu oft, allemal bei unsensiblem reflexhaften Umgang mit den Programmen: wenn der Pädagoge/Therapeut sich vom Manual so programmieren läßt, daß er auf die sich situativ ergebenden Bedürfnisse des Kindes nicht mehr einzugehen vermag, dürften auch gelegentlich Defizite behandelt werden, deren Vorhandensein gar nicht zuvor – in einer diagnostischen Phase – belegt ist. Der Therapeut, der sich dieser Programme bedient, ist noch über Gebühr auf seine Erfahrung und Intuition angewiesen.

Eine narzistische Kränkung muß er schließlich noch ertragen, sind doch unsere pädagogisch-psychotherapeutischen Interventionen – auf die Gruppe hyperaktiv-aggressiver Kinder (nicht auf einzelne) bezogen – in ihrer kurzfristigen Wirkung bestenfalls einer Stimulanzientherapie gleichwertig, auch wenn keiner behaupten wird, daß eine medikamentöse Behandlung zur Steuerung von Verhaltensproblemen ausreicht. Ausschulung und ähnliches Ungemach zu vermeiden hilft sie jedoch oft, während unsere Interventionen nicht so schnell greifen.

Literatur

Abikoff H (1987) An evaluation of cognitive behavior therapy for hyperactive children. In: Lahey BB, Kazdin AE (eds) Advances in clinical child psychology, Vol 10. Plenum Press, New York, pp 171–216

Barkley RA (1982) Guidelines for defining hyperactivity in children: Attention deficit disorder with hyperactivity. In: Lahey BB, Kazdin AE (eds) Advances in clinical child psychology, Vol 5. Plenum Press, New York

Bierman KL, Schwartz LA (1986) Selecting social intervention techniques for aggressive rejected children. Paper presented in a symposium chaired by S.R. Asher entitled „Children with Peer Relationship Problems" at the Annual Meeting of the American Psychological Association, Washington, DC, August, 1986

Brown RT (1987) Attention deficit disorders. In: Reynolds C, Mann H (eds) Encyclopedia of special education. Wiley, New York, pp 145–148

Campbell SB, Werry JS (1986) Attention deficit disorder (hyperactivity). In: Quay HC, Werry JS (eds) Psychopathological disorders of childhood, 3rd edn. Wiley, New York, pp 111–155

Dodge KA (1985) Attributional bias in aggressive children. In: Kendall PC (ed) Advances in cognitive-behavioral research and therapy, Vol 4. Academic Press, Orlando, Florida, pp 73–110

Douglas, VI (1984) Attentional and cognitive problems. In: Rutter M (ed) Developmental neuropsychology. Churchill Livingstone, Edinburgh, pp 280–329

Douglas VI (in press) Cognitive deficits in children with attention deficit disorder with hyperactivity. In: Swanson J, Bloomingdale L (eds) Journal of Child Psychology and Psychiatry Monographs. Pergamon, New York

Douglas, VI, Parry P, Marton P, Garson C (1976) Assessment of a cognitive training program for hyperactive children. J Abnorm Child Psychol 4: 389–410

Eisert HG (1985) Prospective and retrospective studies in hyperactivity: How vulnerable are they? Vortrag anläßlich der Konferenz über „Hyperactivity as a Scientific Challenge", Groningen, 12. 6.–16. 6. 1985

Eisert HG (1987a) Die Hausaufgabensituation als Ansatzpunkt für Verbesserungen in der Mutter-Kind-Interaktion. In: Speck O, Peterander F, Innerhofer P (Hrsg) Kindertherapie. Interdisziplinäre Beiträge aus Forschung und Praxis. Reinhardt, München, S 252–260

Eisert HG (1987b) Sozial-kognitive Interventionen bei aggressiven Kindern. In: Petermann F (Hrsg) Verhaltensgestörtenpädagogik. Neue Ansätze und ihre Erfolge. Marhold, Berlin

Eisert M, Eisert HG (1987) Auf dem schwierigen Weg zu einem klinisch validen Behandlungsprogramm für hyperaktive Kinder. In: Speck O, Peterander F, Innerhofer P (Hrsg) Kindertherapie. Interdisziplinäre Beiträge aus Forschung und Praxis. Reinhardt, München, S 277–282

Eisert HG, Eisert M, Schmidt MH (1982) Stimulanzientherapie und kognitive Verhaltensmodifikation bei hyperaktiven Kindern. Z Kinder Jugendpsychiat 10: 195–215

Feindler EL, Ecton RB (1986) Adolescent anger control: Cognitive-behavioral techniques. Pergamon, New York

Gualtieri CT, Hicks RE, Mayo JP (1983) Hyperactivity and homeostasis. J Am Acad Child Adolesc Psychiatry 22: 382–384

Haenlein M, Caul WF (1987) Attention deficit disorder with hyperactivity: A specific hypothesis of reward dysfunction. J Am Acad Child Adolesc Psychiatry 26: 356–362

Hinshaw SP (1987) On the distinction between attentional deficits/hyperactivity and conduct problems/aggression in child psychopathology. Psychol Bull 101: 443–463

Kazdin AE, Esveldt-Dawson K, French NH, Unis AS (1987) Problem-solving skills training and relationship therapy in the treatment of antisocial child behavior. J Consult Clin Psychol 55: 76–85

Lochman JE, Curry JF (1986) Effects of social problem-solving training and self-instruction training with aggressive boys. J Clin Child Psychol 15: 159–164

Loeber R (1985) Patterns and development of antisocial child behavior. In: Whitehurst GJ (ed.) Annals of Child Development, Vol 2. JAI Press, Greenwich, CT, pp 77–116

Loney J (1987) Hyperactivity and aggression in the diagnosis of attention deficit disorder. In: Lahey BB, Kazdin AE (eds) Advances in Clinical Child Psychology, Vol 10. Plenum Press, New York, pp 99–135

Pelham WE jr (1986) Behavior therapy. In: Sleator EK, Pelham WE jr (eds) Attention deficit disorder (Dialogues in pediatric management, Vol 1, No 3). Appleton-Century-Crofts, Norwalk, CT, pp 127–161

Rapport, MD (1987) Attention deficit disorder with hyperactivity. In: Hersen M, Hasselt VB van (eds) Behavior therapy with children and adolescents. A clinical approach. Wiley, New York, pp 325–361

Überlegungen zur Therapie hyperaktiver und aggressiver Kinder

ULRIKE LEHMKUHL

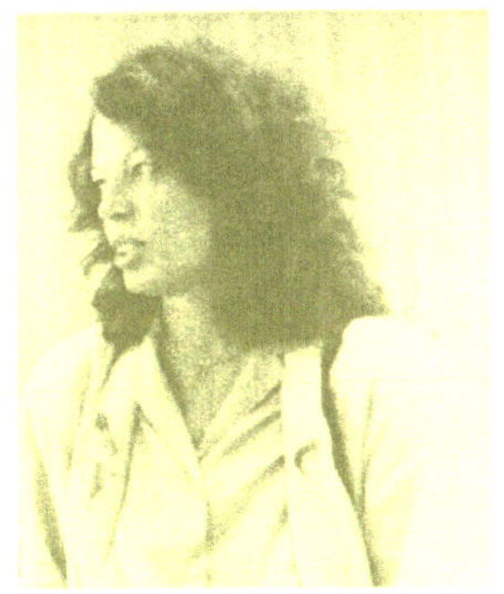

PD Dr. med., Ärztin für Neurologie und Psychiatrie und Kinder- und Jugendpsychiatrie, Psychoanalyse, Lehranalytikerin (DGIP), Oberärztin an der Klinik für Kinder- und Jugendpsychiatrie des Klinikums der Universität Heidelberg.

1 Einleitung

„Aggressives Verhalten" ist zu einem vieldiskutierten Thema geworden. Der bereits länger zurückliegende Streit zwischen den Vertretern der Psychoanalyse, die Aggressionen vor allem als Folge von tiefsitzenden seelischen Konflikten ansahen, und den Vertretern des Behaviourismus, für die aggressives Verhalten hauptsächlich auf Lernprozessen in der Beobachtung und Nachahmung von Verhalten anderer beruhte, war schon eine Weile abgeebbt, als Ergebnisse aus der Tierverhaltensforschung, insbesondere die Arbeiten von Konrad Lorenz, die Diskussion neu entfachten. Inzwischen sind die Versuche zur Definition und Erforschung „aggressiven Verhaltens" im Hinblick auf determinierende und auslösende Faktoren in der Persönlichkeit, der Situation, der gesellschaftlichen Struktur u.ä. kaum noch überschaubar.

Aggressives Verhalten fordert den Erzieher heraus, es stellt ihn in Frage und trifft ihn meist ratlos. Dies erleben Eltern, Lehrer und andere Erzieher im tagtäglichen Umgang mit Kindern. Ratschläge des „Fachmannes" enthalten Aufklärung über die Ursachen und Zusammenhänge des aggressiven Verhaltens, aber für die konkrete Situation reichen sie nicht aus. Die Kluft zwischen der alltäglichen Praxis einerseits, die ständig zu Reaktionen auf kindliches Verhalten und oft zum Eingreifen auffordert, und der therapeutischen Reflexion über tiefliegende seelische Probleme und Kausalzusammenhänge andererseits muß ungezählte Male von Eltern, Lehrern, Erziehern überbrückt werden.

Voraussetzung für solche Vermittlungsprozesse ist das Suchen nach ganz anderen Informationen und Daten, als es in der psychologischen Forschung und Praxis üblich ist. Um eine Diagnose stellen zu können, muß ich über das Kind andere Dinge wissen, als in einer sog. kritischen Situation „richtig" mit ihm umzugehen. Soll ich z. B. ein mißgelauntes Kind, wenn es nach Hause kommt, in den Arm nehmen, damit sich die Verstimmung löst, oder explodiert es erst recht bei Körperkontakt?

2 Individualpsychologische Gedanken zum Thema „Sorgenkinder"

Bereits 1924 findet sich in der *Internationalen Zeitschrift für Individualpsychologie* von Erwin Wexberg ein Artikel mit dem Titel „Erziehung der Erzieher". Er leitet seinen Text mit den Worten „Wer voraussetzungslos an die Frage der Kindererziehung herantritt, muß sich zunächst über die Situation des Kindes innerhalb seiner Umgebung im klaren sein", ein. Bereits 1914 hatte Furtmüller in einem Artikel festgestellt: „Je mehr die Erzieher lernen werden, die unauffälligen und alltäglichen Äußerungen des Kindes in ihrer vollen psychologischen Tragweite zu verstehen, um so seltener werden die abnormalen Äußerungen werden." Beide Zitate belegen, daß sich die Individualpsychologie von Beginn an mit Fragen der Kindesentwicklung und -erziehung, mit ihren vielfältigen Einflußfaktoren besonders beschäftigt hat.

Der in „Heilen und Bilden" erschienene Beitrag Adlers (1914) „Zur Erziehung der Eltern" faßt aus individualpsychologischer Sicht die möglichen negativen Auswirkungen des Erziehungsverhaltens zusammen: Störend seien vor allem die „Uneinigkeit der Eltern und einseitigen, oft unbewußten Ziele und Absichten des Vaters oder der Mutter", das Bemühen der Eltern „der eigenen Unsicherheit durch übertriebene Erziehungskünste zu entkommen", eine übertriebene autoritäre Haltung sowie die Bevorzugung oder Verzärtelung eines Kindes. Das Kind würde vor allem aus einem Gefühl der Zurückgewiesenheit, der persönlichen Unsicherheit, aus der Furcht vor der zukünftigen Rolle und vor dem Leben machtvolle, „übertriebene Regungen nach Geltung, Liebe und Zärtlichkeit entwikkeln, deren Befriedigung fast nie gelingt, geschweige denn sofort". Adler nimmt hier wichtige Kenntnisse über den Einfluß des Erziehungsstils auf das Verhalten der Kinder vorweg. Aus der Überzeugung, daß dem Erziehungsverhalten der Eltern für die Entstehung neurotischer Störungen eine entscheidende Bedeutung zukommt, entwickelte Adler eine Methode der Heilerziehung und Erziehungsberatung. Die Technik der Kinderpsychotherapie richtet sich mehr nach den Bedürfnissen des jeweiligen Kindes als nach starren Regeln, d. h. einer fest umschriebenen therapeutischen Technik. Die Eltern werden in jedem Fall in die Behandlung mit einbezogen; zumindest ein Teil der Therapiesitzungen findet in ihrer Gegenwart statt, da Adler ihren Einfluß auf den Therapieerfolg als entscheidend ansah. Störungen in der Interaktion der Eltern mußten sich seiner Meinung nach negativ auf die Entwicklung des Kindes auswirken: „Wenn die Ehe unglücklich ist, bestehen für das Kind viele Gefahren. Die Mutter ist vielleicht nicht bereit, den Vater in das Familienleben miteinzuschließen; es ist auch möglich, daß sie das Kind ganz für sich alleine haben möchte. Wenn Kinder Unstimmigkeiten zwischen den Eltern entdecken, sind sie sehr geschickt darin, diese gegeneinander auszuspielen. Die erste Kooperation unter anderen Menschen, welche das Kind erlebt, ist die Kooperation seiner Eltern. Wenn ihre Kooperation schlecht ist, können sie nicht hoffen, ihm beizubringen, selber kooperativ zu sein" (Adler 1931). Adler erkannte hier die große Bedeutung familiendynamischer Faktoren für die Ausbildung von Kinderfehlern und späteren neurotischen Verhaltensweisen, die heute mit den Begriffen der Koalition und Loyalität beschrieben werden, und er muß damit als ein wichtiger Vorläufer neuerer familientherapeutischer Ansätze gelten. Die von ihm gesehene Bedeutung der Kontrolle und Macht innerhalb von Familiensystemen werden von Simon u. Stierlin (1984) als für die Familientheorie und -therapie zentralen Begriffe diskutiert: „Machtstrukturen und Machtkämpfe werden von Anbeginn der familientherapeutischen Literatur beschrieben; alle Autoren sind sich einig, daß Machtfragen einen wesentlichen Aspekt familiärer Dynamik darstellen."

So fand Adler (1931), daß „ein Kind, das entmachtet worden ist, das sein kleines Königreich verloren hat, besser als andere die Bedeutung der Macht, der Autorität versteht. Wenn es heranwächst, nimmt es gern an der Ausübung der Autorität teil und übertreibt die Wichtigkeit von Regeln und Gesetzen. Alles soll mit Regeln gelenkt werden und alle Regeln sollen unveränderlich sein; die Macht soll immer in den Händen bleiben, die dazu berechtigt sind".

Da die Individualpsychologie den sozialen Kontext des Verhaltens betont, stellt Adlers Methode der Psychotherapie für den einzelnen Patienten nur einen Teilaspekt eines umfassenderen Behandlungskonzeptes dar. Die anderen Teile bestehen aus den Organisationen für therapeutische Erziehung, die er entwarf und in Wien gründete (Ganz 1953; Ellenberger 1985) sowie in einer intensiven Öffentlichkeitsarbeit, die Vorträge, Informationsschriften und Fortbildungsveranstaltungen für Lehrer und Eltern einbezog. Adler legte den Schwerpunkt auf die Heilerziehung. Der präventive Aspekt war für Adler ein wesentlicher Bestandteil seiner Überlegungen und Absichten. Er richtete deshalb Beratungsstellen für Lehrer und Familien ein. Ellenberger (1985) beschreibt den Beratungsablauf wie folgt: „Man machte den Lehrern die Probleme der schwierigen Kinder auf der Grundlage individualpsychologischer Überlegungen verständlich. Bald wurde klar, daß auch Beratungsstunden notwendig waren, an denen Eltern teilnehmen konnten; sie wurden zweimal wöchentlich unentgeltlich in einem Klassenzimmer abgehalten. Vor der Beratungsstunde bereitete der Lehrer eine Akte über das Kind vor, und Adler oder sein Stellvertreter sprach immer zuerst mit der Mutter, dann mit dem Kind und zuletzt mit dem Lehrer." Adler versuchte, die Probleme im häuslichen Milieu zu lösen, das Kind im Elternhaus zu behandeln und das soziale Umfeld mit einzubeziehen. Adlers Sichtweise des elterlichen Erziehungsverhaltens findet sich durch neuere empirische Arbeiten bestätigt (Hebborn-Brass 1983): Erziehungsstile werden differenziert nach Vernachlässigung, übermäßig nachgiebiger, übermäßig harter und widersprüchlicher Erziehung, oder bei Becker (1964) in drei orthogonale Dimensionen: „Förderung versus Hemmung der kindlichen Selbstverwirklichung", „emotionale Wärme versus Feindseligkeiten" und „gelassene Abständigkeit versus ängstliches Verwickeltsein" unterteilt.

Zur Unterstützung benachteiligter Kinder wurden Horte eingerichtet, in denen das Kind nach der Schule pädagogisch betreut wurde. 1929 wurde bereits in 26 Schulen Beratungsarbeit unentgeltlich angeboten. Die von Spiel, Birnbaum und Scharmer initiierte, 1931 eröffnete Versuchsschule lag in einem der ärmsten Viertel Wiens. Auf dem „Stundenplan" standen sowohl Gruppen- als auch Einzelgespräche und regelmäßige Elternarbeit. Die Klassen wurden in Arbeitsgruppen von 5–7 Schülern aufgeteilt und die gegenseitige Hilfe systematisch gefördert (Ellenberger 1985).

Da deutlich wurde, daß therapeutische Erfolge bei jüngeren Kindern rascher und wirkungsvoller erzielt werden konnten, wurden aus prophylaktischen Gründen Kindergärten eingerichtet, die nach den Prinzipien der Individualpsychologie geleitet wurden. Ganz (1953) stellte fest, daß die Kinder weniger stark diszipliniert wurden, um die Selbständigkeit zu fördern. Das Ziel der therapeutischen Arbeit bestand darin, das Kind für die Anforderungen des Lebens vorzubereiten, was nicht als Anpassungsprozeß oder „Dressur" mißverstanden werden sollte, sondern als eine Aktivierung schöpferisch-kreativer Möglichkeiten. Die richtige Art der Erziehung bestünde darin „(das) Kind sobald wie möglich zu einem selbständigen Mitarbeiter zu machen" (Adler 1931).

Adler stellte das Symptom in einen kommunikativen Kontext. Es hat seine Wurzel jedoch im jeweiligen biographischen Hintergrund des Kindes, in den frühkindlichen Erfahrungen, die seinen Lebensstil prägten.

3 Historischer Rückblick

Bereits 1923 war in der *Internationalen Zeitschrift für Individualpsychologie* der „Entwurf eines individualpsychologischen Fragebogens zum Verständnis und zur Behandlung schwer erziehbarer Kinder" veröffentlicht worden. Ziel war es, aufgrund dieser Fragen ein umfassendes Bild der Persönlichkeit des Kindes zu gewinnen. Es wurden so unterschiedliche Bereiche erfaßt wie Art der Symptomatik, auslösende Faktoren wie Milieuveränderungen, Schulbeginn, Schulversagen, Lehrerwechsel, Geburt von Geschwistern, frühere Entwicklungsstörungen oder -auffälligkeiten, körperliche Erkrankungen, familiäre Belastungen und das Erziehungsverhalten der Eltern, um einen ganzheitlichen Eindruck von dem Kind zu gewinnen. Darüber hinaus bestand jedoch auch der Versuch, die Innenwelt des Kindes zu erhellen: welche Vorlieben hat es, kehren bestimmte Erinnerungen, Träume und Gedanken wieder, hat es ein geringes Selbstvertrauen, erlebt es nur Mißerfolge, wie reagiert es hierauf, wie gestaltet es Kontakt zu Gleichaltrigen und welche besonderen Begabungen oder Leistungen stehen ihm zur Verfügung? Die individualpsychologischen Berater und Therapeuten versuchten, das Kind mit seinen Verhaltensänderungen im sozialen und biographischen Kontext zu erfassen, und legten Wert auf das Erkennen dieser komplexen Zusammenhänge, wie dies heute mit dem Konzept einer multifaktoriellen Krankheitsgenese bei vielen psychosomatischen und psychogenen Störungen auch empirisch belegt werden konnte.

Die Individualpsychologie differenzierte sehr früh zwischen einer Vorbeugung seelischer Entwicklungsstörungen, die hauptsächlich Aufgabe der Erziehung sein sollte, und einer Behandlung schon eingetretener Schäden durch heilpädagogische und psychotherapeutische Maßnahmen. Adler selbst hat keine zusammenfassende Darstellung psychogener Störungen bei Kindern und Jugendlichen ausformuliert. Es waren u.a. Friedmann (1926), Lazarsfeld (1926), Löwy (1926a,b), Künkel (1930, 1931, 1934), Seelmann (1926) und Wexberg (1926, 1928), die sich intensiv mit Fragen der Entwicklungsstörungen bei Kindern und Jugendlichen auseinandersetzten. Sie entwickelten sowohl Beratungsansätze für die Bezugspersonen als auch heilpädagogische und psychotherapeutische Behandlungsstrategien für die Problemkinder.

In seinem 1931 erschienen Buch „Sorgenkinder" unternimmt Wexberg den Versuch einer systematischen Darstellung der individualpsychologischen Theorie der Kindesentwicklung mit ihren Varianten und Störungen sowie den erziehungs- und handlungspädagogischen Grundlagen. Wexberg geht von einem anlagebedingten Aktivitätsgrad aus, „ob es von Natur aus schüchtern und passiv oder aktiv und unternehmungslustig ist", d.h. das Kind ist „in der Wahl seiner Mittel nicht frei". Dieser Grundgedanke – die

Eltern-Kind-Interaktion wird von Beginn an durch Verhaltenseigenschaften des Kindes entscheidend mitbestimmt – konnte in den letzten Jahren durch empirische Befunde von Thomas u. Chess (1977) bestätigt werden. Diese individuellen Temperamentsunterschiede bedingen, daß Kinder mehr oder weniger schwierig in ihrer Erziehung sind. Wexberg geht zunächst auf „fünf Faktoren der Umgebungseinflüsse" ein. Er nahm damit die heute allgemein anerkannte Multikonditionalität psychischer Störungen vorweg. Die als entscheidend angesehenen Bereiche sind: organische Disposition, kognitive Begabungsstruktur, Erziehungsstil und Persönlichkeitsmerkmale der Erziehungsperson, psychosoziale Belastungen sowie das Geschlecht des Kindes. Der individualpsychologische Grundgedanke der „Erziehung zur Selbständigkeit" verlangt ein ermutigendes, nicht demütigendes oder strafendes Verhalten, um dem Kind Vertrauen in die eigenen Fähigkeiten zu vermitteln.

4 Fallbeispiele

Der 7½jährige Thomas wird auf Drängen der Schule vorgestellt: er sei leicht ablenkbar, motorisch unruhig und konzentrationsgestört. Er reagiert insbesondere gegenüber seiner Mutter sehr aggressiv. Aufforderungen kommt er nur bedingt nach. Andererseits wird er in Einzelsituationen als lernwillig und begeisterungsfähig erlebt. – In der Schule ist T. durch massives Stören des Unterrichts aufgefallen. Seine Unfähigkeit, sitzen zu bleiben, sei im Unterricht nicht mehr tragbar. In der Klasse verweigert sich T. zunehmend. Gegenüber anderen Kindern verhält sich der Junge ungestüm und aggressiv. Er drangsaliert seine Mitschüler, zerstört ihr Spielzeug und ihre Lernmittel. Innerhalb der Familie löst sein Verhalten heftige Auseinandersetzungen der Eltern aus. T. wird fast täglich geschlagen. Der Junge reagiert mit Weglaufen und autoaggressivem Verhalten. Schlafstörungen und Einnässen komplettieren die Symptomatik.

T. stammt aus einer Familie, die zur sozialen Unterschicht zu rechnen ist. Beide Eltern boten schwache schulische Leistungen. Eine Alkoholproblematik ist verbreitet. – Die Schwangerschaft war unerwünscht (nach 3 Fehlgeburten). Erheblicher Nikotinabusus. Von der Mutter werden nach einer unauffälligen Geburt keine Entwicklungsverzögerungen bemerkt, lediglich die Sprache lasse zu wünschen übrig. Das unverändert bestehende Einnässen wird nicht als Symptom gewertet. Bereits im Kindergarten gab es ähnliche Schwierigkeiten wie jetzt im Klassenverband. Aggressive Auseinandersetzungen mit anderen Kindern standen der Integration von T. in der Gruppe entgegen.

Die körperliche Untersuchung ergibt Hinweise auf eine diskrete organische Hirnschädigung bei erschwerter Gangprüfung und im Bereich der Koordination. Das EEG bietet ebenfalls Hinweise auf eine Reifungsverzögerung.

Bei der testpsychologischen Untersuchung findet sich ein intellektueller Entwicklungsrückstand von 1,5 Jahren. Es liegt eine Lernbehinderung vor. Projektive Testverfahren verdeutlichen das unruhige, überschießend-expansive Verhalten des Jungen. T. zeigt eine bessere Beziehung zum Vater, obwohl dieser ihm mit Strenge und Härte begegnet. Die Beziehung zur Mutter ist eher ambivalent. Aufgrund ihres unberechenbaren, oft wenig verläßlichen Verhaltens wird sie als negativ empfunden. Man muß davon ausgehen, daß T. in seiner primären, familiären Umwelt keine klaren Strukturen und keine festen Regeln vermittelt werden konnten.

In Einzelsituationen zeigt sich, daß T. Zuwendung genießt, sein hyperaktives Verhalten abnimmt, die Aufmerksamkeitsspanne erweitert werden kann. In entsprechend reizarmer Umgebung könnte sich T. gut entwickeln.

Während des stationären Aufenthaltes bei uns erleben wir T. als psychosozial auffällig. Er ist ungebremst in der Auseinandersetzung mit gleichaltrigen Kindern. Er kann sich nur schwer auf andere einstellen. Er wird als laut, lebhaft und aggressiv erlebt. Sein ungestümer Bewegungsdrang löst bei Schwächeren Angst aus. Pädagogische Einflußnahme wird durch mangelhaft ausgeprägte Konzentrationsfähigkeit sowie verminderte Ausdauer erschwert. Sehr langsam beginnt T. sich unter entsprechender heilpädagogischer Betreuung an Regeln zu gewöhnen. Gleichzeitig wird eine medikamentöse Therapie mit Methylphenidat-HCL durchgeführt. Unter dieser kombinierten Therapie wird T. führbarer, lenkbarer und insgesamt umgänglicher. Die Einschlafstörungen nehmen ab. Die Einnäßfrequenz sinkt. T. ist auf diese spürbaren Erfolge sehr stolz. Seine ausgeprägte Begeisterungsfähigkeit und Lernwilligkeit helfen T. allmählich, über Erfolge mehr Selbstvertrauen zu entwickeln.

Die Zusammenarbeit mit den Eltern gestaltet sich sehr problematisch. Sie überhäufen T. mit Geschenken und Versprechungen, die sie nicht einhalten können. Der einfach strukturierte Vater kann in seiner unbeholfenen Art der expansiven Symptomatik seines Sohnes nur durch Schläge begegnen. Die Mutter ist eher gemütvoll, aber pädagogisch ungeschickt. Sie setzt einerseits T. kaum Grenzen, andererseits reagiert sie letztendlich auch mit übergroßer Härte. T. ist in einer familiären Umgebung aufgewachsen, die einer emotionalen Deprivation Vorschub leistete und auf dem Boden einer frühkindlichen, vermutlich pränatalen Hirnschädigung zu erheblichen Verhaltensauffälligkeiten führte. Die Folge ist eine Minderbegabung, die eine Beschulung in einer Sonderschule für Lernbehinderte erforderte.

Trotz intensiver Bemühungen gelingt es uns während des stationären Aufenthaltes nicht, die Reaktion der Eltern auf T. zu verändern. Wir bemühen uns deshalb, T. aus der desolaten Familiensituation herauszulösen, um ihm für die nächsten Jahre eine feste, pädagogisch orientierte Hilfe im Rahmen einer heilpädagogischen Einrichtung zu vermitteln. Intensive Elternarbeit ist unverändert erforderlich, um die Reintegration in die Familie vorzubereiten und möglich werden zu lassen.

Behandlungssequenz von T.: T.'s Verhalten in der Schule ist von massivem Stören geprägt. Er bewegt sich ständig von Tisch zu Tisch. Die längste Zeit, die er bei persönlicher Zuwendung sitzend und zeichnend verbringt, beträgt 5 min. Bei seinen Wanderungen spielt er ständig mit Bleistift oder Knetfiguren, die er laufend ummodelliert. Fluggeräusche für die Rakete aus Knete begleiten die Szene.

Soweit unsere Vorinformation.

T. leidet unter seiner Außenseiterrolle und äußert selbst den Wunsch, sein Verhalten zu ändern. In der Kleinstklasse der Klinikschule gestaltet sich die Situation schon unproblematischer, trotzdem ist und bleibt für T. ein großes Problem sein Bewegungsdrang, der ihn auch in dieser Gruppe rasch in Bedrängnis bringt. Andererseits ist zu beobachten, daß T. immer wieder versucht, sich an Regeln zu halten. Bei intensiver Einzelzuwendung arbeitet T. eifrig, sorgfältig, zielstrebig und selbständig. Er befolgt Anweisungen und nimmt Anregungen auf.

Um diese kleinen Erfolge zu stabilisieren, arbeiteten wir quasi bei jeder sich ergebenden Gelegenheit mit T., um Konzentration und Ausdauer zu verbessern. Als Hilfsmittel benutzten wir Spiele, die sich in viele kleine, d.h. überschaubare und erarbeitbare Teilstücke zerlegen lassen, um so Erfolge zu ermöglichen und zu garantieren. Wir arbeiten mit T. im Anfang nicht länger als 5 min, da er diese Leistung ja auch schon spontan erbringen kann. Eine allmähliche Steigerung auf 15 min war möglich. Ein erstes Ziel ist es, nicht vom Spiel aufzuspringen, sondern beim Spiel zu bleiben. In dieser Phase wird ein sehr einfaches Puzzle eingesetzt, das in der geplanten Zeit mit Sicherheit bewältigt werden kann. T. ist so stolz auf seine Leistung, daß er allmählich mehr Selbstvertrauen entwickelt und längere Spiel- und Übungssequenzen möglich werden. Da seine Entmutigung langsam schwindet, kann er sich andererseits besser konzentrieren und steigert seine Erfolge. Er arbeitet schneller, konzentrierter und kann auch schwierige Aufgaben bewältigen. Die sichtbare Zunahme der Puzzlesteine ist für T. quasi die Meßlatte. Als es T. schließlich gelingt, während unserer 30minütigen Spielvisite nicht zu stören, sondern aktiv an dem gemeinsamen Spiel „Spitz paß auf" teilzunehmen, feiern wir ein kleines Fest. Auch ist das Vertrauen in unsere Hilfe so gewachsen, daß er ein Nichtgelingen ohne aggressiven Ausbruch hinnehmen kann. Dieser Punkt ist nach einer etwa 8wöchigen intensiven, d.h. täglichen heilpädagogischen Arbeit erreicht. Rückmeldungen über Ge- und Mißlingen durch die Erzieher bedeuten ständige Hilfen. Allmählich ist die Übertragung der als zunächst aversiv von T. erlebten leistungsorientierten Situation in der Schule möglich. Auch hier werden die Lernziele in kleine Zwischenschritte zerlegt, um Erfolge möglich zu machen.

Schwierig ist für uns das Wissen, daß T. nicht unbegrenzt bei uns bleiben kann, und eine ambulante Weiterbetreuung nicht möglich sein würde. Der Übergang in ein heilpädagogisches Kinderheim gelingt, bringt jedoch auch zunächst Rückschritte in seinen schon erreichten Fertigkeiten. Sehr deutlich ist bei T., daß er nicht nur mit, sondern auch für den Therapeuten arbeitet.

Ich möchte nun ein weiteres Beispiel anführen: Petra wird 10½jährig bei uns vorgestellt. Sie lebt in einem Kinderheim. Kurz zuvor ist ein Schulausschluß erfolgt, weil das Mädchen den Unterricht derart stört, daß der Lehrer die anderen Kinder nicht mehr unterrichten kann. P. weigert sich, über weitere Schwierigkeiten oder Probleme zu sprechen und zieht es vor, ins Wartezimmer zu gehen. Schon ein Kindergartenbesuch ist wegen aggressiver und destruktiver Tendenzen des Mädchens nicht möglich gewesen. Zeitgerechte Einschulung. Ambulante Betreuung durch verschiedene Beratungsstellen über Jahre lassen sich den Akten des Jugendamtes entnehmen. P. entstammt desolaten familiären Verhältnissen. Nur das älteste von sechs Kindern, die P.'s Mutter geboren hat, ist weißhäutig. Die übrigen sind Mischlingskinder mit negroiden Zügen. – Von Nachbarn und von der Lehrerin sind immer wieder Anzeigen beim zuständigen Jugendamt eingegangen, weil der Verdacht auf Kindesmißhandlung besteht. Die Mutter wird einschlägig bestraft. P. selbst hat nie gegen die Mutter vor einem Richter ausgesagt. Belegt ist, daß das Mädchen blaugeschlagen in die Schule kam. Zusammen mit der nächst jüngeren Schwester mußte sie stundenlang auf Bürsten knien. Die Eingliederung in ein heilpädagogisches Kinderheim gelingt letztendlich nicht, weil die Mutter jegliche Zusammenarbeit boykottiert. Inzwischen liegt das Sorgerecht beim zuständigen Jugendamt.

P. bekommt Tobsuchtsanfälle, wenn ihr etwas nicht behagt. Sie hat Kinder und Erwachsene gleichermaßen bedroht. Sie wirft Kindern heißes Essen ins Gesicht, bedroht sie mit einem Messer. P. kann nicht länger im Kinderheim betreut werden. Der Notarzt „versorgt" sie zunächst nachts mit einer Beruhigungsspritze. Im Heim verbreitet P. Angst und Schrecken. Sie klaut sowohl dort als auch in Geschäften. Sie glaubt nicht, daß sie nicht in den Haushalt ihrer Mutter zurückkehren kann. Das provozierende und aggressive Verhalten zieht unweigerlich die Aufmerksamkeit aller auf P., was sie auch erreichen will. P. hat inzwischen gelernt, daß sie mit diesem Verhalten Erwachsene „fertigmachen", also eine gewisse Macht ausüben kann. Die neuerliche Eskalation von Schwierigkeiten ist durch zunehmende Unsicherheiten im Hinblick auf die eigene Zukunft bedingt. Über die weitere Entwicklung des Mädchens ist uns nichts bekannt.

Die massive soziale Schädigung von Petra kündigt sich bereits in der Anamnese der Mutter an.

Die hier kurz geschilderten Fälle sind typisch für die aggressiven Kinder, die uns in der Kinderpsychiatrie vorgestellt werden. Die Reihe ließe sich beliebig fortsetzen. Wir lernen die Kinder oft erst in einem Stadium kennen, in dem ambulante Hilfe zu spät kommt. Die eigentlich so wichtige Arbeit mit den Eltern gelingt nur selten; die Beziehungen sind verkrustet; zu lange sind Eltern und Kind schon gegeneinandergeprallt, und jede Partei hat ihre bisherigen Erfahrungen immer wieder bestätigt gefunden. Das Selbstbild der Kinder ist von dem oft gehörten Satz: „Der taugt sowieso nichts" geprägt. Kinder, die opponieren und gleichzeitig schwere Ich-Störungen aufweisen, verfallen von Zeit zu Zeit unweigerlich in heftige Wutausbrüche, begleitet von einem Verlust jeglicher Selbstbeherrschung. Sie schlagen, beißen, treten und werfen nach allem ringsum; sie spucken, schreien und fluchen und begleiten all dies mit zusammenhanglosen, sinnlosen Schlägen nach Menschen und Dingen ohne ersichtlichen Grund (Adler 1922; Lehmkuhl u. Lehmkuhl 1987).

Das Kind in all seinen Ausdrucksformen legt eine totale Destruktivität an den Tag, begleitet von völliger Hemmungslosigkeit. Ein Kind, das in solchen Augenblicken jede bisherige Beziehung zu den Erwachsenen seiner Umgebung verliert, erlebt, daß seinem Ich alle Kanäle der Kommunikation blockiert werden. Durch dies Phänomen sind wir – die Erzieher – machtlos. Weder die Furcht vor Folgen oder vor dem Gesetz oder auch Autorität oder Respekt scheinen eine Wirkung zu zeigen. Selbst Affekte wie Liebe und Freundschaft sind unterbrochen, was besonders schwer zu ertragen ist. Diese Notsituationen erfordern direktes Einschreiten durch Handeln, was für „fortschrittliche" Erzieher und Psychotherapeuten eine schwere Aufgabe ist. Für Erzieher und Eltern mit normalen Kindern gibt es nur eine einzige vergleichbare Situation, nämlich Gefahr für sehr kleine Kinder. Der Unterschied zwischen einer vernünftigen und einer strafenden Mutter liegt nicht darin, was sie in einem solchen Notfall tut, sondern wie sie es tut und wie sie sich nachher verhält. Der Erwachsene darf sich keine Gegenaggression leisten, auch kein Gramm mehr an Gegenkraft, als unbedingt erforderlich ist, um das angestrebte Ziel zu erreichen. Er muß ruhig, freundlich und liebevoll bleiben. Er wird mit ruhiger Stimme auf das Kind einreden, um die Wogen der Erregung zu glätten. Der Erzieher wird weder drohen noch beschuldigen, weder ermutigen noch beleidigen, weder verlocken noch bestechen.

In allen Situationen des Umganges mit diesen Kindern müssen der „Beziehungsaspekt" und der „Handlungsaspekt" beachtet und berücksichtigt werden. Eindeutiges, konsequentes Verhalten des Erziehers ist die wichtigste Voraussetzung für das Meistern der Krisen. – An dieser Stelle sei daran erinnert, daß wir verbale und körperliche Aggression unterscheiden. Mit körperlicher Aggression ist Gefahr für andere verbunden. Sie bedarf dringend der Intervention.

Es ist zwingend erforderlich, bei allen Überlegungen immer das Selbstbild des Kindes, das Selbstbild des Erziehers und die Interaktion zwischen beiden zu berücksichtigen.

Sinnlose Strafen verbieten sich von selbst. Situationen, die das Kind aus eigener Kraft nicht mehr beherrschen kann, müssen vom Erwachsenen so entschärft werden, daß das Kind nicht Schuldgefühle behält. Nur dann werden weiterführende Gespräche zu einem späteren Zeitpunkt möglich sein. Die Sinnlosigkeit eines solchen Wutausbruches kann z. B. deutlich gemacht werden durch den Hinweis auf das zerstörte Lieblingsspielzeug etc. Diese beschädigten Gegenstände repräsentieren die Realität, die dem Kind ja auch vermittelt werden muß. Eine angemessene Wiedergutmachung wäre z. B. das Anfertigen einer Collage für das Gruppenzimmer, wenn dieses „gelitten" hat. Es kann nicht das Ziel sein, daß sich ein Kind für ein derartiges Verhalten abgelehnt oder bestraft vorkommt. So bekäme lediglich seine Pathologie neue Nahrung. Die Aufgabe der „Umerziehung" des Kindes zu einer anderen Betrachtungsweise des eigenen Symptoms ist verwickelt und zeitraubend. (Mit „Umerziehung" ist gemeint, daß das Kind lernt, sich selbst und seine Symptome zu verstehen.) Es ist nicht leicht für die Erzieher, immer konsistent zu bleiben und alles „einzustekken", was an Haß und Aggressionen, an wirklich schmerzhaften Schlägen und Kratzern, an narzißtischem Ärger über den Verlust der Beziehung zum „Patienten" und der Macht über ihn auf sie zukommt. Auch die natürliche Abscheu gegen Schmerz, Gegenaggression und simple Erschöpfung kommt hinzu.

Die Frage der „therapeutischen Beziehung" steht im Raum: Welche Auswirkungen hat ein physisches Eingreifen des Erwachsenen auf das Verhältnis zum Kind? Aggressive Kinder unterscheiden sich von „nur" neurotischen Kindern. Der Zusammenhang dieser motorischen und emotionalen Störungen zu einem geschlossenen Lebensstil ermöglicht den engen Kontakt, der notwendig ist, um die „Zwischenfälle" – wie oben geschildert – zu meistern.

5 Das spezielle Problem der hyperaktiven und aggressiven Kinder

Die Arbeit mit diesen Kindern verlangt einen besonders intensiven Einsatz, der in aller Regel vom Elternhaus nicht geleistet werden kann. Diese Kinder brauchen ständige Aufmerksamkeit, quasi ein Hilfs-Ich und ein Hilfs-Überich, die ihm ermöglichen, Alltagssituationen angemessen zu bewältigen. Vom Erzieher wird gleichzeitig Einfühlung und Verständnis, aber auch Korrektur und Grenzziehung verlangt.

Kinder, die in besonderem Maße sowohl durch das Abweichen der sozialen Wahrnehmung und Informationsverarbeitung wie auch Ablehnung durch andere Kinder gekennzeichnet sind, sind jene Kinder, die sowohl aggressiv als auch hyperaktiv sind (Milich u. Dodge 1984). Unsere Aufgabe ist es, den Kindern die reziproken Beziehungen von sozialer Fehlwahrnehmung und kognitiven Defiziten, Verhaltensauffälligkeiten und Zurückweisung durch andere erkennbar zu machen, um dann das Verhalten zu ändern. Jede Phase des Alltags ist eine Herausforderung an die Gesamtstrategie, die der ungeteilten Aufmerksamkeit der Erzieher bedarf. Die Verhängung von Strafe setzt die Funktionsfähigkeit einer recht komplexen kognitiven Struktur und eines Kontrollsystems beim Individuum voraus, da die Bestrafung eine energieliefernde Unterstützung darstellen soll. Wo immer dieses System nicht zuverlässig funktioniert, kann Bestrafung verheerende Folgen haben. Wenn wir an die Beschaffenheit der Ich-Struktur bei den aggressiven Kindern denken, ist leicht einzusehen, daß die Funktionsfähigkeit dieser komplexen Ich-Struktur, die eine Strafe erst zur nützlichen Erfahrung werden läßt, fehlt. Diese Kinder werden allgemein mit komplexen Situationen in ihrem Leben nicht fertig. Die Anwendung der Bestrafung ist in ihrem Fall undenkbar, zumindest in den frühen Stadien der Behandlung. Diese Kinder sind darauf angewiesen, daß wir ihnen Grenzen setzen, ihnen helfen, diese einzuhalten und mit ihnen angemessen umzugehen. Ich erinnere an den Einsatz von sog. Verstärkerplänen (Näheres dazu im Beitrag von H. G. Eisert, S. 93); den Kindern werden überschaubare Aufgaben gestellt, die erfüllbar sind, und so zur Ich-Stärkung beitragen.

Damit ein Kind eine Strafe richtig als erzieherische Maßnahme und nicht als bewußt feindseligen Akt der Zurückweisung und Aggression seitens des Erwachsenen empfindet, ist es wichtig, daß das Kind zu folgendem fähig ist:

1. es muß die Absicht des strafenden Erwachsenen richtig erfassen (Vertrauen notwendig);
2. es muß die augenblicklich unangenehme Empfindung mit dem Beitrag in Verbindung bringen, den es selbst durch sein vorangegangenes Verhalten geleistet hat;
3. es muß das gegenwärtige Erlebnis der Bestrafung in eine klare Struktur bringen, um es später in einem Augenblick der Versuchung als verhindernden Faktor anwenden zu können.

Die oben geschilderten Kinder erfüllen – zumindest in der Anfangsphase – diese Bedingungen nicht. Sie haben früher so häufig Bestrafungen erlebt, daß positive Verstärkungen sinnvoller erscheinen. Ansonsten ist eine weitere Steigerung ihrer Gegenfeindseligkeit unumgänglich. Diese Kinder sind nicht in der Lage, das Mißbehagen, das sie im Augenblick unter dem Einfluß der Bestrafung empfinden, mit zuvor begangenen Taten in Zusammenhang zu bringen. Sie reagieren auf Bestrafung wie auf einen feindseligen Akt der Umwelt. Sie unterdrücken vollkommen jeglichen Anteil, den sie selbst daran haben mögen, und betrachten die Bestrafung nur als einen Vorwand für künftige Vergeltung. Sie kehren die logische Kette zwischen Schuld-Verursachung, schmerzlicher Erfahrung und Reaktion auf Bestrafung ins Gegenteil um. Bestrafung ist für diese Kinder nicht das Ende einer Kausalkette, sondern der Beginn. Das Wesen ihrer Ich-Störung macht es ihnen unmöglich, aus früheren Erlebnissen nützliche Lehren für ihr zukünftiges Verhalten zu ziehen. Diesen Kindern fehlt weiterhin die Fähigkeit, Schmerz und Frustration hinzunehmen, ohne dadurch aus der Fassung zu geraten. Es mangelt ihnen an einer haltgebenden Stuktur, die ihre aggressive Energie binden könnte. Eine Hauptursache der Ich-Störung ist in der frühen Deprivation fast all dieser Kinder zu suchen (vgl. dargestellte Fälle).

Solche Art Strafen sind in diesem Sinne Wiedergutmachungsmaßnahmen der Kinder zur Verminderung ihrer Schuldgefühle, Aggressionen und Scham. Als Beispiel sei genannt, etwas für die anderen Kinder, die auch gelitten haben, zu tun, beispielsweise mit dem Erzieher zusammen einen Kuchen backen. „Drohungen“ sind Warnungen vor möglichen Konsequenzen. Maßnahmen sind nicht überraschend, sondern angekündigt und damit kalkulierbar.

Diese intensive Therapie ist in vielen Fällen ambulant nicht zu leisten. Die Familien haben häufig einen langen Leidensweg hinter sich und benötigen eine „Verschnaufpause“. Als Zwischenstation bleibt dann nur die vorübergehende Herausnahme des Kindes aus seiner bisherigen Umgebung, um neue Erfahrungen möglich werden zu lassen.

Ein bedeutsamer Vorteil therapeutischer Bemühungen in der Heimerziehung ist die Nähe des Therapeuten zum Kind und seiner Lebenswirklichkeit. In diesem Setting gelingt es, alltägliche und erzieherische Probleme zum Gegenstand der Therapie zu machen, indem gemeinsame Erlebnisse in der Therapie direkt von beiden Seiten thematisiert werden können. Für das Kind ist es leichter, seine Probleme in die Therapie einzubringen und die dort erarbeiteten Lösungen in seinem Alltag umzusetzen. In den gemeinsamen außertherapeutischen Handlungen von Therapeut und Kind kann sich die Basis für Verhaltensänderungen, zunehmendes gegenseitiges Verstehen und Vertrauen entwickeln. Dies ist besonders bedeutsam für die Therapie mit Kindern und Jugendlichen, die keinen „Leidensdruck“ zeigen und professionellen Helfern teils verständnislos, teils sogar ablehnend gegenüberstehen. Der Therapeut muß durch seine Persönlichkeit und Ausstrahlung in der Lage sein, ein „echtes" und motivierendes Vorbild für die Kinder darzustellen. Kontakte des Kindes mit dem Therapeuten in sog. außertherapeutischen Situationen ermöglichen dem Kind, sich seiner Beziehung zu ihm auf unterschiedliche Weise zu vergewissern und ihn als einheitliche Person mit unterschiedlichen Aufgaben zu erleben.

Zum Abschluß möchte ich vor der falschen Hoffnung warnen, es gebe für alle pädagogischen und therapeutischen Probleme dieser Kinder Lösungen. Es können nur Anregungen für die Augenblicke sein, in denen notwendigerweise eingegriffen werden muß. Ich bin mir der Notwendigkeit bewußt, vom therapeutischen Standpunkt aus immer „zu wissen, was ich tue", wenn ich in bestimmtes Verhalten einzugreifen habe. Es ist ein heikles und notwendiges Problem, im Umgang mit aggressiven Kindern in einem Notfall eingreifen zu müssen.

Literatur

Adler A (1914) Zur Erziehung der Eltern. In: Adler A, Furtmüller C (Hrsg) Heilen und Bilden. Bergmann, München 1914, S 113–129 (Fischer, Frankfurt 1973)

Adler A (1922) Das Zärtlichkeitsbedürfnis des Kindes. In: Adler A, Furtmüller C (Hrsg) Heilen und Bilden, 2. Aufl. Bergmann, München 1922 (Fischer, Frankfurt 1973)

Adler A (1931) What life should mean to you. Little Brown, Bosten (Wozu leben wir? Fischer, Frankfurt 1979)

Becker WC (1964) Consequences of different kinds of parental discipline. In: Hoffman ML, Hoffman LW (eds) Review of child development research. Russel, New York, p 169–208

Ellenberger HF (1985) Die Entdeckung des Unbewußten. Diogenes, Zürich

Entwurf eines individualpsychologischen Fragebogens zum Verständnis und zur Behandlung schwer erziehbarer Kinder (1923). Int Z Individualpsychol 2: 1–7

Friedmann A (1926) Individualpsychologische Heilpädagogik. In: Wexberg E (Hrsg) Handbuch der Individualpsychologie. Bonset, Amsterdam 1966, S 336–366

Furtmüller C (1914) Alltägliches aus dem Kinderleben. Int Z Individualpsychol 1: 53–58

Ganz M (1953) The psychology of Alfred Adler and the development of the child. Routledge & Kegan Paul, London

Hebborn-Brass U (1983) Die Bedeutung der Individualpsychologie Alfred Adlers für die heutige Kinder- und Jugendpsychiatrie. Z Kinder Jugendpsychiat 11: 243–263

Künkel F (1930) Jugendcharakterkunde. Bahn, Konstanz (16. Aufl. 1982)

Künkel F (1931) Charakter, Wachstum und Erziehung. Hirzel, Leipzig

Künkel F (1934) Charakter, Leiden und Heilung. Hirzel, Stuttgart (Neuauflage 1976)

Lazarsfeld S (1926) Familien- oder Gemeinschaftserziehung. In: Wexberg E (Hrsg) Handbuch der Individualpsychologie. Bonset, Amsterdam 1966, S 323–335

Lehmkuhl U, Lehmkuhl G (1987) Der Beitrag der Individualpsychologie Alfred Adlers zum Verständnis der frühen Störungen. Prax Psychother Psychosom 32: 119–127

Löwy I (1926a) Technik der Erziehung. Perles, Wien

Löwy I (1926b) Irrtümer der Erziehung. In: Wexberg E (Hrsg) Handbuch der Individualpsychologie. Bonset, Amsterdam 1966, S 276–288

Milich R, Dodge KA (1984) Social information processing in child psychiatric population. J Abnorm Child Psychol 87: 471–490

Seelmann K (1926) Das nervöse und schwererziehbare Kind. In: Wexberg A (Hrsg) Handbuch der Individualpsychologie. Bonset, Amsterdam 1966, S 169–208

Simon FB, Stierlin H (1984) Die Sprache der Familientherapie. Ein Vokabular. Klett, Stuttgart

Thomas A, Chess S (1977) Temperament and development. Brunner/Mazel, New York

Wexberg E (1924) Erziehung der Erzieher. Int Z Individualpsychol 2: 41–45

Wexberg E (1926) Seelische Entwicklungshemmungen. Perles, Wien

Wexberg E (1928) Individualpsychologie. Eine systematische Darstellung. Hirzel, Stuttgart (3. Aufl. 1987)

Wexberg E (1931) Sorgenkinder. Hirzel, Stuttgart (2. Aufl. 1987)

Möglichkeiten des Kinder- und Jugendlichenpsychotherapeuten beim Umgang mit dem hyperkinetischen und aggressiven Kind

Hildegard Horn

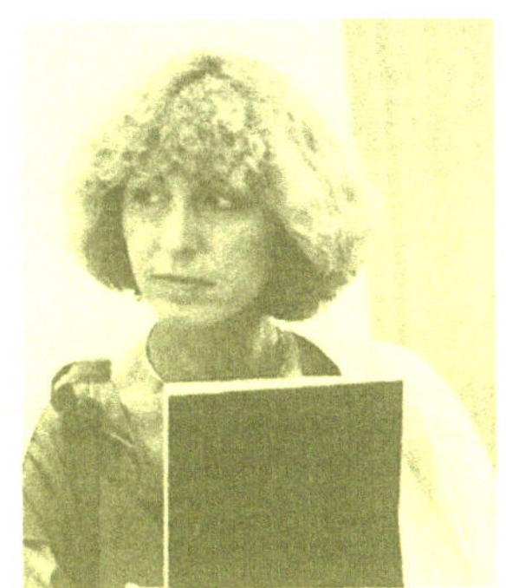

geb. Wiegand, geboren 1945 in Haßmersheim am Neckar. Nach dem Abitur 1965 in Heidelberg Studium an der PH mit den Fächern Deutsch, Geschichte und kath. Theologie, 1967 Zusatzstudium kath. Theologie für das Lehramt an Gymnasien. Bis 1983 als Lehrerin an Realschulen und Gymnasien tätig. 1977 Weiterbildung am Institut für analytische Psychotherapie von Kindern und Jugendlichen. Seit 1982 in freier Praxis tätig. Ab 1985 Dozententätigkeit am Institut für analytische Kinder- und Jugendlichenpsychotherapie in Heidelberg mit den Schwerpunkten Entwicklungspsychologie und psychologische Anthropologie.

1 Vorstellung der analytischen Kinderpsychotherapie

Kinder- und Jugendlichenpsychotherapeuten beschäftigen sich mit den Entstehungsbedingungen und den Heilungsmöglichkeiten kindlicher Neurosen und psychogener Störungen primärer und sekundärer Natur.

1.1 Annahmen über die Entstehungsbedingungen psychischer Störungen im Kindesalter

Nach unseren Vorstellungen entstehen psychische Störungen im Kindesalter durch Beeinträchtigungen von Antrieben und Bedürfnissen. Solche Beeinträchtigungen geschehen

In quantitativer Weise

- durch Mangelerlebnisse wie Unerwünschtheit, Ablehnung, Vernachlässigung, Verlassenheit;
- durch Hemmungen im Sinne übermäßiger Einschränkungen und Verbote.

Die Mangelerlebnisse führen zu allgemeiner Gehemmtheit expansiver und explorativer Fähigkeiten und vor allem zu einem stark verminderten

Selbstwertgefühl. Die Gehemmtheiten führen zu Überangepaßtheit mit zwischenzeitlichen Durchbrüchen der unterdrückten Impulse.

In qualitativer Weise

- durch Assoziation von Angst und Schuldgefühlen (Dührssen 1981), die sich an das Antriebs- und Bedürfniserleben koppeln und es dadurch qualitativ verändern,
- bei Umdeutungen des Antriebs- und Bedürfniserlebens von Wahrnehmungen und Vorstellungen durch Erwachsene, die das richtige Erleben des Kindes als falsch, blöde, kindisch, böse etc. abwerten und umdeuten. Es entstehen Störungen der Wahrnehmungs- und Urteilsfähigkeit im Erleben der eigenen Antriebe und Bedürfnisse sowie Störungen des Identitäts- und Selbstwertgefühls.

Eine quantitative und qualitative Beeinträchtigung des Erlebens geschieht durch Verdrängung in Situationen, die subjektiv als schwer ängstigend, beschämend oder demütigend empfunden werden. Die Verdrängung zeigt sich in Erinnerungslücken oder Affektlücken und die daraus entstehende Symptomatik durch Wiederkehr des Verdrängten.

Eine sekundäre Neurotisierung ist zu beobachten bei Kindern, die durch angeborene geistige Defekte oder erworbene Hirnschädigung eine erhöhte oder verminderte Angstbereitschaft, Hypermotorik, Entwicklungsverzögerung oder Reifungsdysharmonie aufweisen, was jeweils zu verschärften Realkonflikten führt, die bei entsprechend unrealistischen, meist zu hohen Erwartungen der Eltern zu einer zusätzlichen Neurotisierung führen.

Neurotische Reaktionen als unmittelbare, meist regressive Anpassung an kurz- oder mittelfristig wirkende pathogene Erziehungseinflüsse, Familienkrisen oder soziale Schwellensituationen sind bei Kindern häufig; sie lassen sich verhältnismäßig rasch beseitigen, wenn es gelingt, die pathogenen Einflüsse abzumildern.

1.2 Behandlungsstrategien bei unterschiedlichen Formen psychischer Störungen und Erkrankungen

Nachholen bisher nicht erlebter Zuwendung, Zuverlässigkeit und Wertschätzung in der Beziehung zum Therapeuten, wobei das Kind häufig in die Säuglingszeit regrediert und vom Therapeuten gewiegt, gehalten und gefüttert werden möchte. Das Kind muß dem Therapeuten sympathisch sein. Gerade in solchen Fällen muß eine sorgfältige Auswahl des Therapeuten getroffen werden.

Mobilisierung gehemmter Antriebe und Bedürfnisse durch Probierenlassen, durch Zulassen bisher nur im Ansatz gewagter Handlungen, Vorstellungen und Gedanken. Ziel ist die Herstellung eines Zustandes, wie er unter günstigeren Bedingungen hätte entstehen können. Die Eltern müssen darauf vorbereitet werden, daß der Patient zunächst wilder, frecher und anspruchsvoller wird.

Assoziierte Angst und Schuldgefühle sowie Umdeutungen werden rückgängig gemacht durch *korrigierende Erfahrungen* am Verhalten des Therapeuten, sowohl als realer Person als auch als Mitspieler im Phantasie- oder Rollenspiel. Um als Mitspieler sich spontan anders verhalten zu können, als es die Eltern des Kindes taten, muß der Therapeut über eine präzise Vorstellung verfügen, wie das Kind früher gewesen ist bzw. wohin es sich entwickeln kann. Vorstellungen über den ursprünglichen Charakter eines Kindes lassen sich intuitiv aus den nichtgehemmten Charakteranteilen, aus Gestik, Mimik und Motorik erschließen.

Bewußtwerdung auf dem Wege szenischer Darstellungen, durch die assoziative Verknüpfungen hergestellt werden zwischen den verdrängten Erinnerungsanteilen, die günstigenfalls wieder zu einem Gesamterleben zusammengefügt werden können.

Die Behandlung wird fokussiert auf den sekundären neurotischen Konflikt einerseits und eine intensive Beratung der Eltern andererseits, die darauf abziehlt, sich mit den eingeschränkten Fähigkeiten ihres Kindes abzufinden. Für das Kind sind Neulernen und Nachlernen bisher nichtgemachter Erfahrungen in einer nachsichtigeren, geduldigeren, auf die spezifischen Behinderungen des Kindes eingehenden therapeutischen Atmosphäre wichtig.

Neurotische Reaktionen (vgl. S. 98) lassen sich häufig allein durch Beratung der Eltern beheben.

1.3 Rahmenbedingungen der analytischen Kinderpsychotherapie

In einem Behandlungszimmer, das Spielzeug, Kasperletheater, Puppen, Kaufladen, Spielzeugwaffen und kreatives Material (Knete, Ton, Malfarben, Fingerfarben) bereitstellt, wird dem Kind ein Raum zur freien Entfaltung geboten. Das Kind bestimmt, was gespielt wird. Durch Zurückhaltung in seinen Intentionen erweitert der Therapeut den Freiraum des Kindes. Die Zurückhaltung des Therapeuten führt zur Mobilisierung unterdrückter Impulse, Angst- und Schuldgefühlen, eingeschliffener Verhaltensweisen und verdrängter Konflikte. Das Kind überträgt die von seinen Beziehungspersonen gewohnten Beziehungsmuster auf den Therapeuten, wobei oft eine Aufspaltung der Übertragung zwischen dem Therapeuten und den realen Elternfiguren erfolgt (Fahrig u. Horn 1986).

2 Hyperkinese und analytische Kinderpsychotherapie

Wenn hier von Hyperkinese die Rede ist, ist das Erscheinungsbild einer Symptomatik gemeint, die folgende Kernsymptome (Steinhausen 1982) aufweist:

- Hyperaktivität mit motorischer Unruhe, zielloser Aktivität, Zappeligkeit und der Unfähigkeit, still zu sitzen;
- Aufmerksamkeitsstörungen mit kurzer Aufmerksamkeitsspanne sowie hoher Ablenkbarkeit.
- Auffälligkeiten im emotionalen Bereich mit plötzlichen Stimmungsschwankungen, starker Erregbarkeit und niedriger Frustrationstoleranz.
- Impulsivität mit unüberlegten, vorschnellen, wenig kontrollierten verbalen und motorischen Reaktionen, mit unvorhersehbarem Verhalten und mangelnder Spannung.

Als Sekundärsymptome können auftreten:
- dissoziales Verhalten,
- Lernstörungen,
- Selbstwertprobleme.

Die hier aufgeführten Symptome sind uns in der Kinderpsychotherapie vertraut und können verschiedenen Neuroseformen zugeordnet werden. Da aber völlig gleichartig erscheinende Symptome neurotisch und nichtneurotisch bedingt sein können, muß im Einzelfall eine schlüssige, psychodynamische Bedingtheit der Symptomatik durch unbewußte Konflikte nachgewiesen werden, bevor eine Indikation zur Anwendung tiefenpsychologisch fundierter und analytischer Psychotherapie gestellt wird. Dabei ist auch die Prognose der Familiendynamik zu berücksichtigen.

Im Blick auf das Krankheitsbild Hyperkinese ist die Indikation Psychotherapie nicht einfach zu stellen. Zumal die allgemeinen Vorstellungen über die Wirksamkeit psychotherapeutischer Behandlung bei Hyperkinese eher negativ sind und bis heute kaum fundierte Darstellungen positiver Ergebnisse vorliegen. So haben z.B. Werry u. Sprague (1970) und Cytrin et al. (1960) die relative Erfolglosigkeit psychoanalytischer Ansätze beschrieben.

Im folgenden werden dennoch einige Aspekte dargelegt, die unserer Meinung nach eine Indikation für analytische Psychotherapie in bestimmten Fällen für angezeigt erscheinen lassen.

Die Unsicherheit über die ätiologischen Faktoren und die Erkenntnis, daß in den meisten Fällen von Hyperkinese ein Hirnschaden nicht der zentrale ätiologische Faktor ist (Minde u. Cohen 1978), sowie die frappierende Ähnlichkeit dieses Krankheitsbildes mit uns bekannten Krankheitsbildern aus dem Bereich der Ich-Störung oder intentionalen Störungen, ermutigen uns auch im Falle der Hyperkinese ein gewisses Kompetenzgefühl zu entwickeln.

In der Psychoanalyse wurde dem konstitutionellen und genetischen Faktor beim Verständnis der Psychodynamik einer psychischen Erkrankung schon immer ein hoher Stellenwert zugeordnet.

Freud (1905) war der Ansicht, daß die Neurosenwahl in erster Linie unabhängig von pathogen wirkenden Ereignissen von konstitutionellen Faktoren abhängig sei. Schultz-Henke (1940) sprach von der genotypischen Anlage, z.B. von angeborener Hypersensibilität und Hypermotorik, Hans von Lüpke (1984) sprach von angeborener „Dünnhäutigkeit", Fries (1953, 1977) kam auf Grund von prospektiven Verlaufsbeobachtungen über 40 Jahre hinweg zu der Postulierung einer angeborenen „sensomotorischen Reaktivität", wobei sie von einem „aktiven" und einem „ruhigen" Typ als Extremmöglichkeit ausgeht. Sie beschreibt den „aktiven" Typ als einen Menschen, der z.B. bei Frustration stärker mit überschießender Motilität und körperlicher Schreckhaftigkeit reagiert als der „ruhige" Typ. Bräutigam (1985) schreibt, bezugnehmend auf die Zwillingsuntersuchungen von Schepank (1973), daß die Neurosenstrukturen weitgehend erbgenetisch angelegt seien und ihre Manifestationen lediglich durch Umwelteinflüsse zustande kämen.

Die Bedeutung des genetischen Faktors bestätigen Studien von Morrison u. Stewart (1971) und Cantwell (1975), indem sie aufzeigen, daß das hyperkinetische Syndrom bei den biologischen Verwandten ersten und zweiten Grades sehr viel häufiger auftritt als bei Verwandten von adoptierten Kindern.

Als pathogene Milieufaktoren werden in diesen Untersuchungen von Morrison u. Stewart das gehäufte Auftreten von alkoholabhängigen Vätern und hysterisch strukturierten Müttern, verbunden mit einer unruhigen bis chaotischen Familienatmosphäre, genannt.

2.1 Hyperkinese und Ich-Entwicklung

Ausgehend von der Annahme einer schwierigen bis gestörten Ausgangssituation soll nun der Verlauf der Ich-Entwicklung besonders im Blick auf Steuerung der Motorik, Impulskontrolle, Entwicklung der Konzentrations- und Aufmerksamkeitsfähigkeit, der emotionalen Stabilität und ihrer Störmöglichkeiten dargelegt werden. Hier bietet sich das Konzept von Margret Mahler (1979) als Ausgangspunkt an, in dem die Bedeutung der Interaktion zwischen Säugling und Mutter in den ersten Lebensmonaten für die Entwicklung der Ich-Funktionen, der Motilität und Wahrnehmung beschrieben wird.

Von besonderer Bedeutung ist dabei eine auch von John Benjamin (1961) beschriebene Reifungskrise zwischen dem 2. und 3. Lebensmonat, die enzephalographisch nachweisbar ist. Sie ist gekennzeichnet durch einen allgemeinen Anstieg der Sensibilität gegenüber äußeren Reizen, der in dieser Phase nur durch die Intervention einer mütterlichen Person, die Spannung mildern hilft, bewältigt werden kann. Kann die Spannung nicht vermindert werden, wird der Säugling leicht von Reizen überwältigt, schreit und/oder zeigt andere motorische Manifestationen eines undifferenzierten negativen Affekts.

Dieser Vorstellung nach besitzt der normale Säugling zunächst einen Reizschutz, der ab dem 3. Lebensmonat durch Schutz in der Beziehung, durch einen Reizschild (Mahler 1979), der die Mutter-Kind-Symbiose umhüllt, abgelöst wird. In dieser Phase werden Ich-Zustände beobachtet, die Schwankungen der Aufmerksamkeit zeigen, die das Kind abwechselnd seinen inneren Empfindungen und den symbiotischen, libidinösen Anziehungen zuwendet.

Die Aufeinanderfolge von Spannung und Entspannung fördert die Strukturalisierung.

Wenn Lustgefühle auf Grund äußerer sensorischer Wahrnehmungen sowie der Reifungsdruck die Besetzung nach außen gerichteter Anteilnahme steigern und im Innern eine sichere Verankerung in der Fähigkeit der Mutter, Sicherheit und Schutz zu gewährleisten, vorhanden ist, kann die Ausdehnung über den symbiotischen Bereich und damit die Entwicklung der Ich-Funktion der Wahrnehmung, Impulssteuerung etc. stattfinden.

Diese Entwicklung kann durch verschiedene Faktoren gestört werden. Beim hyperkinetischen Kind ist vorstellbar, daß ein organischer Defekt die Stärke des Reizschutzes beeinflußt oder es dem Kind nicht möglich macht, die Schutzfunktion der Mutter wahrzunehmen oder herauszufordern.

Eine angeborene Hypersensibilität kann die Ursache dafür sein, daß durchschnittliche Reize überwältigend wirken und die durchschnittliche Hilfestellung einer Mutter als Schutz nicht ausreicht.

Die psychische Befindlichkeit einer Mutter kann sie daran hindern, die Bedürftigkeit des Kindes wahrzunehmen und entsprechend zu reagieren.

Dieses Interaktionsgefüge ist so komplex, daß damit nur ein grob vereinfachtes Bild der möglichen Kombination vorgestellt werden kann.

In all diesen Fällen ist eine normale Ich-Entwicklung in der beschriebenen Weise nicht möglich.

Da es keine wirkliche Entspannung in der Beziehung gibt, kann auch keine Selbstrepräsentanz von Entspannung, von In-sich-Ruhen, von zur Ruhe kommen entwickelt werden. Was nicht in der Objektbeziehung erlebt werden kann, kann im Selbst nicht reproduziert werden (Kernberg 1978). Da das Hin- und Herpendeln der Aufmerksamkeit, gesichert in einem schützenden Beziehungsgefühl, nicht wahrgenommen werden kann, entwickelt das Kind nicht die Fähigkeit, bei einer Sache oder Person ruhig zu verweilen. Konzentrationsfähigkeit und Ausdauer kommen nicht zustande.

Das Erleben von Anspannung und Befriedigung ist nie ausgeglichen, so daß sich eine Frustrationstoleranz aufgrund von genügend positiven Erinnerungsinseln (Mahler 1979) nicht bilden kann. Es herrscht ein permanentes Appetenzverhalten vor (Bischof 1985).

Die Selbst- und Objektrepräsentanzen sind nicht ausreichend getrennt und stabil, so daß eine Neigung zur Spaltung vorherrscht.

Im Verhalten zeigt sich das in krassen Stimmungsschwankungen, Wutanfällen und extremer Erregbarkeit.

Da im vorliegenden Fall das normale, instinktmäßige Verhalten der Eltern nicht zu einer befriedigenden Beziehung mit dem Kind führen kann, treten Unzufriedenheit, Ratlosigkeit, Ärger, Scham, Wut und Haß auf. Diesen Gefühlen wird häufig so begegnet, daß sie überkompensiert werden, daß Schuldgefühle und Wiedergutmachungsversuche zu beobachten sind.

Diese Elemente stören zusätzlich die schon nicht positiv funktionierende Beziehung und verkomplizieren sie. Es entsteht von vornherein ein Beziehungsmuster, das neurotisierend wirkt. Die Eltern können somit keine elterlichen Kompetenzgefühle (Papousek u. Papousek 1982), das Kind keine kindlichen Kompetenzgefühle entwickeln.

Es wäre lohnend, den sich hier anbahnenden Circulus vitiosus in der Eltern-Kind-Beziehung durch alle Entwicklungsphasen weiterzuverfolgen. Das Erscheinungsbild des hyperkinetischen Jugendlichen wäre dann um vieles verständlicher. Leider ist es aus Platzgründen hier nicht möglich.

2.2 Die spezielle Bedeutung der Aggression in der Entwicklung des hyperkinetischen und aggressiven Kindes

Im Verlauf der normalen Entwicklung wird Aggression durch positive Erfahrung neutralisierbar, beispielsweise gleichen Erinnerungen an Befriedigungserlebnisse gewisse Frustrationserlebnisse aus und sind in ichgerechter Weise einsetzbar.

Nach Hassenstein (1973) bedeutet das, daß Aggression als unentbehrliches Verhaltensinstrument zur Durchsetzung elementarer Bedürfnisse wie Sicherheit, Ruhe und Sättigung eingesetzt wird, darüber hinaus, um den Spielraum für das Selbstständigwerden zu erobern und zu verteidigen.

Im Rahmen des Erkundens und Lernens wird mit Hilfe der Aggression Leistungsfähigkeit sowie alters- und phasengerechtes Sozialverhalten entwickelt. So entstehen ausreichende Kompetenz- und Identitätsgefühle, die wiederum ein erfolgreiches Fortschreiten in der Entwicklung gestatten.

Bei Kindern, die in ihrer Entwicklung, aus welchen Gründen auch immer, die Befriedigung der elementaren Bedürfnisse nicht ausreichend erleben konnten, hat Aggression hauptsächlich die Funktion, Sicherheit und Ruhe durchzusetzen. Mit fortschreitendem Alter und Verdrängung bzw. Abspaltung dieser frühen und elementaren Bedürfnisse wirkt die Unruhe und Aggressivität des Kindes immer ungerichteter und undifferenzierter, nicht konstruktiv und ichgerecht.

Der Circulus vitiosus der Frustrationserlebnisse durch die gestörte Kommunikation mit Eltern und Geschwistern und die Inkompetenzgefühle durch Schwierigkeiten im Leistungs- und Sozialbereich bewirkt zusätzlich eine Potenzierung der Unlustgefühle mit chronisch erhöhter Spannung und Reizempfindlichkeit. So entwickelt sich das Erscheinungsbild eines frustrationsintoleranten, zu Stimmungsschwankungen und Impulsivität neigenden Kindes.

Da in diesen Fällen Aggression hauptsächlich in ihrer defensiven bis destruktiven (Elhardt 1974) Funktion gebraucht wird und auch auf dieser Stufe fixiert bleibt, ist gut vorstellbar, daß sie nicht gleichzeitig zur Selbstwerdung und Welteroberung zur Verfügung stehen kann.

So ist das Selbst- und Welterleben dieser Kinder und Jugendlichen geprägt von Minderwertigkeitsgefühlen, Kummer, Traurigkeit und den entsprechenden Reaktionsbildungen.

2.3 Therapeutische Möglichkeiten bei früher Beziehungsstörung und sekundärer Neurotisierung

Wie aus dem bisher Dargelegten hervorgeht, ist die diagnostische Abgrenzung in den Fällen von Hyperkinese, in denen keine nachgewiesene organische Störung zu Grunde liegt, gegenüber Erkrankungsformen aus dem Bereich der frühen Ich-Störungen schwierig und nur mit Blick auf die möglicherweise stärkere Gewichtung des konstitutionellen und des genetischen Faktors für Prognose und Behandlung von Bedeutung.

Unserer Ansicht nach ist die Indikation für eine tiefenpsychologisch fundierte und analytische Kinderpsychotherapie neben anderen Therapienotwendigkeiten wie medikamentöse Behandlung, Körpertherapie und Verhaltenstraining gegeben, weil in den von uns behandelten Fällen die beschriebene Beziehungsstörung und eine sekundäre Neurotisierung vorliegen.

Das Kind oder der Jugendliche wendet kostbare Kraft auf, um Spaltung und Verdrängung aufrechtzuerhalten, um Verleugnung und Überkompensation zustande zu bringen.

Die Eltern benötigen entsprechende Kraft, um Scham, Ärger, Haß und Schuldgefühle zu verdrängen, zu verleugnen oder zu überkompensieren.

In der Therapie sollen sowohl Kinder und Jugendliche als auch die Eltern und sonstige Bezugspersonen die Möglichkeit geboten bekommen, ihre wirkliche Gefühlslage zu erleben, Einblick zu bekommen in ihre bislang nicht konstruktiv und positiv erlebbaren Lösungsversuche und, soweit möglich, angemessenere und befriedigendere Verhaltensweisen zu entwickeln.

Das dazu erforderliche Setting muß in diesen Fällen flexibel gehandhabt werden. Einerseits muß dem Kind ausreichend Gelegenheit geboten werden, im Symbol-, Rollen-, Kasper-, Sandspiel oder durch andere Medien sein Erleben darzustellen und Sicherheit und Ruhe in der Beziehung zum Therapeuten zu erleben, was streckenweise Einzeltherapie bedeutet.

Weiter ist es unerläßlich für den Therapeuten, mit Blick auf eine Beziehungsänderung zwischen dem Kind und seinen wichtigsten Bezugspersonen, die Interaktion zwischen den Betreffenden zu beobachten, zu deuten und im gemeinsamen Handeln zu verändern.

Gespräche mit elterlichen Personen allein dienen der Information und der Klärung des Beziehungsmusters.

3 Ein Fallbeispiel

In dem folgenden Fallbeispiel sollen anhand von Blitzlichtern aus dem Therapieverlauf sowohl die Darstellung der Gestimmtheit des Patienten und die Intervention der Therapeutin als Hilfs-Ich in schützender und strukturierender Funktion als auch einige Aspekte der Elternarbeit aufgezeigt werden.

Peter war bei Therapiebeginn 7 Jahre alt. Die auffallenden Symptome waren Hypermotorik, Unruhe, Schlafstörungen, Aufmerksamkeits- und Konzentrationsstörungen, Unfähigkeit, still zu sitzen, fehlender Kontakt und Kontaktwunsch Gleichaltrigen gegenüber, überschießende Aggressivität im Wechsel mit Ängstlichkeit und ticartiges Räuspern und Grunzen.

Die Therapie dauerte 3 Jahre und umfaßte 120 h Einzeltherapie bzw. Mutter und Kind zusammen, sowie 24 h begleitende Psychotherapie der Eltern, besonders der Mutter.

Zu Beginn der Behandlung stellte Peter über viele Stunden hinweg im Symbolspiel dar, wie ungesichert, ungeschützt und bedroht er sich permanent fühlte.

Er malte z.B. viele Urwaldbilder, die zunächst durch leuchtende Farben freundlich wirkten. Nach kurzer Zeit entgleiste das Ruhige, Freundliche und Geordnete immer wieder, und Chaos setzte ein. Alles Helle und Bunte wurde schwarz übermalt, Gegenstände, Tiere und Personen bekamen schreckliche Fratzen und begannen sich zu bekämpfen und aufzufressen.

Zu anderen Stunden brachte er Masters-Figuren mit und ließ sie gegeneinander kämpfen. Die Struktur des Spiels löste sich aber blitzschnell wieder auf. Im Nu war nicht mehr zu unterscheiden, wer Feind, wer Freund war. Es stand nur fest, daß es kein Entrinnen gab, weil Strahlen im Spiel waren, die alles durchdringen konnten. Es gab keine Beendigung des Kampfes, keine Entspannung, außer dem totalen Untergang aller.

Ins Spiel hineingezogen, spürte ich sehr schnell in mir die Gestimmtheit des Patienten. Die Unentrinnbarkeit versetzte mich in Panik und ließ mich, wie den Patienten, im Spiel hektisch und überschießend reagieren.

Die Stunden strengten mich übermäßig ab, machten mich unkonzentriert, unaufmerksam und reizbar.

In der Gegenübertragung spürte ich deutlich die Unentrinnbarkeit, den Circulus vitiosus.

Bei diesem Kind konnte ich mich nicht, wie bei Kindern mit durchschnittlichen neurotischen Störungen, darauf verlassen, daß es unter den eingangs beschriebenen Rahmenbedingungen selbst ruhigere, angemessenere Verhaltensweisen finden würde.

Hier war ich gefordert als Schutz, Sicherheit und Entspannung gewährleistendes Hilfs-Ich und Objekt, um an meinem Verhalten diese Funktion zu üben, um sie dann später selbst übernehmen zu können.

Ich ließ ihn in allen Stunden zunächst seine chaotischen und aggressiven Gefühle darstellen, griff dann aber zunehmend häufiger ein und setzte dem Zerstörerischen und Negativen aktiv Konstruktives und Positives gegenüber.

Zunächst wollte er mich immer wieder in das Chaotische und die Eskalation hineinziehen. Nach einige Stunden registrierte er meine positive und konstruktive Haltung, ja forderte sie geradezu heraus, indem er mich bat, nach seinem hektischen und unstrukturierten Kasperspiel „etwas Ordentliches" vorzuspielen oder er unterbrach sein Spiel, lächelte mich an und wollte wissen, ob es schon zu schlimm sei, ob jetzt liebe Figuren kommen müßten.

Seine Ungeborgenheit in Beziehungen konnte er zur Therapiehalbzeit hin gut verbalisieren, indem er so nebenbei erwähnte, daß er seine Eltern nicht leiden könne und sie ihn wohl auch nicht. Nachdem ich wissen wollte, wen er denn überhaupt leiden könnte, meinte er: „Bis jetzt noch niemanden."

Die Kommunikationsstörungen zwischen ihm und den Personen seines Umfeldes stellte er in einer dramatischen Stunde dar.

Er schlug mir ein Spiel mit Rittern vor und gab genaue Anweisungen.

Immer wenn ich mich seinen Anordnungen gemäß verhalten wollte, lachte er mich aus oder schrie mich an, ich würde alles falsch verstehen. Ich bemühte mich intensiv um eine ungestörte Kommunikation. Er vereitelte sie immer wieder, indem er schrie: „Nichts ist so, wie es gesagt wird, lauter faule Tricks."

Die Situation eskalierte so, daß er mich und sich für verrückt erklärte.

Auch hier mußte ich mich aus dem Spiel herausnehmen und meine strukturierende, klärende und beruhigende Funktion über alles stellen.

In den Stunden mit Peter und seiner Mutter zusammen wurde die gestörte Kommunikation sehr deutlich. Sie drückte ihn z.B. überzärtlich an sich, während sie mit ihm schimpfte.

In Einzelgesprächen mit den Eltern, besonders der Mutter, konnte durch Klärung des Beziehungsmusters eine Verhaltensänderung bewirkt werden. Die Familienatmosphäre entspannte sich.

Die Eltern konnten den Sohn realistischer sehen, konnten die Schwierigkeiten eher als gemeinsames Problem, für das adäquate Lösungen gefunden werden mußten, betrachten, statt mit uneffizienten pädagogischen Maßnahmen den Sohn zu überfordern und weiter zu frustrieren.

Die Therapie ist fast beendet.

Die Stunden verlaufen inzwischen mit Einschränkungen ruhig und friedlich. Peter malte z.B. in den letzten Therapiestunden allein am Schreibtisch eine grüne Wiese mit einem bunten Regenbogen darüber, während ich am anderen Ende des Zimmers sitzen sollte, um auch ein Bild zu malen.

Die Hälfte der Stunde über wurde kaum gesprochen. Es war nur das ruhige Gleiten der Farbstifte zu hören. Nicht vorstellbar, daß derselbe Junge einmal kaum stillsitzen konnte.

4 Zusammenfassung

Die Möglichkeiten der Kinder- und Jugendlichenpsychotherapeuten beim Umgang mit dem hyperkinetischen und/oder aggressiven Kind ergeben sich aus seinem Verständnis dieser Erkrankungsformen. Die, aus welchen Ursachen auch immer, vorliegende Störung der Ich-Entwicklung mit den fatalen Folgen im Kontakt-, Leistungs- und Selbstwertbereich kann in bestimmten Fällen, nach genauer Feststellung der Indikation, mit den Methoden der analytischen Kinder- und Jugendlichenpsychotherapie unserer Erfahrung nach positiv beeinflußt werden.

Bei unterschiedlicher Gestaltung des Settings, ob Einzeltherapie mit dem Kind, ob Therapie mit Mutter bzw. Familie und dem Patienten, oder begleitende Psychotherapie der Eltern, wird allen Beteiligten Gelegenheit geboten, ihre momentane und gewordene Gefühlslage zu erleben, Einsicht zu nehmen in das pathogene Beziehungsmuster und mit Hilfe des Therapeuten und in der schützenden Beziehung zu ihm, den vorliegenden konstitutionellen Gegebenheiten mit ihren speziellen Folgen und Notwendigkeiten besser Rechnung zu tragen.

Unter möglicher Einbeziehung anderer Therapienotwendigkeiten wie medikamentöse Behandlung, Körpertherapie und/oder Verhaltenstraining soll eine Erlebens- und Verhaltensänderung herbeigeführt werden, die dazu beiträgt, das elterliche Kompetenzgefühl zu stärken und das kindliche Selbstwert- und Kompetenzgefühl entstehen zu lassen.

Weiterführende Literatur

Benjamin J (1961) The innate and the experiential in child developement. In: Lectures on experimental psychiatry. University of Pittsburgh Press, Pittsburgh

Bischof N (1985) Das Rätsel Ödipus. Piper, München

Bräutigam W (1985) Was leistet die Psychotherapie in Psychologie-Psychologisierung-Psychologismus? Oldenburg, München

Cantwell D, P (1975) The hyperaktive child. Spectrum, New York

Cytrin L, Gilbert A, Eisenberg L (1960) The effectiveness of tranquilizing drugs plus supportive psychotherapy in treating behavior disorders of children. A double blind study of eighty out-patients. Am J Orthopsychiatry 30: 113–128

Dührssen A (1981) Psychogene Erkrankungen bei Kindern und Jugendlichen. Vandenhoeck & Ruprecht, Göttingen

Elhardt S (1974) Aggression als Krankheitsfaktor. Vandenhoeck & Ruprecht, Göttingen

Fahrig H, Horn H (1986) Wirkungsweisen der Kinderpsychotherapie. Springer, Berlin Heidelberg New York Tokio

Freud S (1905) Drei Abhandlungen zur Sexualtheorie. GW V. Imago, London

Fries ME (1977) Longitudinal study: Prenatal period of parenthood. Am Psychoanal Assoc 25: 115–140

Fries ME, Woolf PJ (1953) Some hypotheses on the role of the congenital activity type. Personality developement. Psychoanal Study Child 26: 172–194

Hassenstein B (1973) Verhaltensbiologie des Kindes. Piper, München

Kernberg O (1978) Borderline-Störungen und pathologischer Narzißmus. Suhrkamp, Frankfurt

Lüpke H von (1984) Prophylaxe und Therapie bei frühen Formen auffälligen Verhaltens. Risiko und Regulation in frühen Entwicklungsprozessen. In: Voss R (Hrsg) Helfen, aber nicht auf Rezept. Reinhardt, München

Mahler MS (1979) Symbiose und Individuation. Klett-Cotta, Stuttgart

Minde K, Cohen N (1978) Hyperactive children in Canada and Uganda. A comparative evaluation. J Am Acad Child Psychiatry 17: 476

Morrison JR, Stewart MA (1971) A family study of the hyperactive child syndrom. Biol. Psychiatry 3: 189

Papousek H, Papousek M (1982) Die Rolle der sozialen Interaktionen in der psychischen Entwicklung und Pathogenese von Entwicklungsstörungen im Säuglingsalter. In: Psychiatrie des Säuglings- und des frühen Kindergartenalters. Huber, Bern

Schepank H (1973) Erb- und Umweltfaktoren bei Neurosen. Nervenarzt 44: 449–459

Schultz-Henke H (1978) Der gehemmte Mensch. Thieme, Stuttgart (1. Aufl. 1940)

Steinhausen HC (1982) Das konzentrationsgestörte und hyperaktive Kind. Kohlhammer, Stuttgart

Werry JS, Sprague RL (1970) Hyperactivity. In: Costello C (ed) Symptoms of psychopathology. Wiley, New York

Theraplay für das aggressive Kind*

Ann M. Jernberg

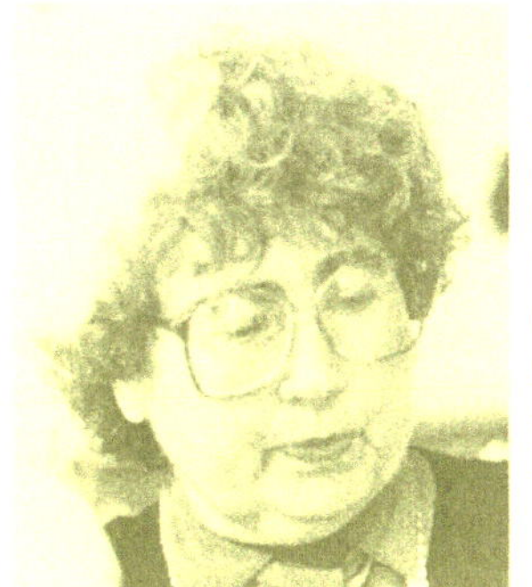

1928 in Deutschland geboren, Emigration in die USA. Erwarb den Ph.B. und den Ph.D. an der Universität von Chicago. Beschäftigte sich in Forschung und Praxis mit der Behandlung von seelisch gestörten Vorschulkindern und mit der Beziehung zu den Eltern. Schaffung der direktiven Kinderspieltherapie „Theraplay" und Gründung eines eigenen Ausbildungs- und Therapiezentrums in Chicago. Erweiterung des Theraplay-Ansatzes auf andere Altersgruppen (alte Menschen, Erwachsene, Jugendliche und Ungeborene).

1 Was ist Theraplay?

Theraplay ist eine direktive Spieltherapie, die die Psychologin Ann M. Jernberg 1964 begründete. Sie wurde ursprünglich als eine Psychotherapie für „Head-start"-Kinder (sozial benachteiligte Kinder, die von Staats wegen gefördert werden sollen) begründet, da diese kaum auf die gängigen nondirektiven Spieltherapien ansprachen. Zudem bestand Bedarf für eine Therapiemethode, die bereits nach kurzer Zeit wirksam werden sollte. Vorläufer und Anreger für einige Aspekte von Theraplay war der Psychologe des Laurier, der mit schizophrenen Kindern arbeitete und feststellte, daß er mit einem eindringlichen und direktiven Vorgehen mehr Erfolg hatte als mit vorsichtigem und nondirektivem. Ann Jernberg erweiterte dieses Konzept der Eindringlichkeit um die Prinzipien Fürsorge, Herausforderung und Strukturierung, da sie in ihren Untersuchungen zum elterlichen Verhalten zeigen konnte, daß es diese 4 Bereiche sind, die gute Mütter und Väter ihren Kindern normalerweise angedeihen lassen. Somit erscheint es offensichtlich, daß Kinder in diesen vier Bereichen Anregungen brauchen, um sich zu erfolgreichen und positiven Menschen zu entwickeln.

---

* Übersetzung und Bearbeitung der amerikanischen Originalfassung: Ulrike Franke, Heidelberg.

Fürsorge (nurturing) bedeutet, daß das Kind haben kann, was es an Schutz, Pflege, Nahrung und liebevoller Fürsorge braucht, ohne daß es sich dafür anstrengen muß oder für diese Grundbedürfnisse mißachtet wird. Die Theraplay-Therapeutin kann kleine Wunden pflegen, kann füttern oder auf dem Arm schaukeln und Wiegenlieder singen.

Eindringlichkeit (intruding) ist, wenn die Mutter beispielsweise beim Wickeln ihren Kopf zwischen den Beinen des Babys hervorkommen läßt. Die Theraplay-Therapeutin verwirklicht das Prinzip in Form von freudigen Überraschungen. Beispielsweise läßt sie das Kind über ihren Rücken nach unten hängen und „sucht" überall nach ihm. Mit einem aufgeregten „da bist du ja" entdeckt sie es schließlich. Sie quietscht vor Vergnügen und das Kind wird zwischen ihren Beinen hervorgezogen.

Herausforderungsaktivitäten (challenge) erlebt man oft bei Vätern, wenn sie beispielsweise der kleinen Tochter den Finger entgegenstrecken, so daß sie ihn fassen und sich hochziehen kann. Die Theraplay-Therapeutin bietet Arm- und Beinwettkämpfe an oder fordert das Kind zu einem Bohnen-Blas-Wettbewerb heraus. Dabei liegen sich beide bäuchlings gegenüber und blasen Bohnen hin und her.

Der Bereich *Strukturierung* (structuring) besteht aus Aktivitäten, in denen der Erwachsene Grenzen setzt, Zeit und Raum definiert, die Grenzen zwischen sich und anderen beschreibt und die Regeln für angemessenes Verhalten bestimmt. Obgleich dies alles sehr ernst klingt, kann Strukturierung sehr spielerisch sein. So beispielsweise in gewissen Spielen, wo man um Erlaubnis für etwas bittet und es dann bekommt. Strukturierung hat oft auch fürsorglichen Charakter – wenn man z. B. sicherstellt, daß sich ein tobendes Kind nicht verletzt: „Wir müssen nochmals hüpfen und springen. Du hast dir dieses Mal fast den Zeh angeschlagen."

Theraplay findet normalerweise 1 bis 2mal pro Woche 30 min lang statt. Besonders bei älteren oder aggressiven bzw. hyperaktiven Kindern ist eine Kotherapeutin fast unentbehrlich.

2 Anwendung von Theraplay

Viele Kinder, die an das Theraplay Insitut in Chicago überwiesen werden, lassen sich in eine der beiden folgenden diagnostischen Gruppen einteilen: Sie sind entweder scheu und zurückgezogen oder aggressiv.

2.1 Diagnostik

Die Diagnostik von Theraplay setzt sich zusammen aus den Beobachtungsdaten, den Ergebnissen aus dem Erstgespräch, aus der systematischen Interpretation einer Video-Interaktionsaufnahme, der sog. MIM und der Feedbacksitzung.

Die Eltern des 8jährigen Jens, Britta und Helmut Müller, hatten auf Anraten des Kinderarztes bei der Theraplay-Therapeutin angerufen und mit ihr einen ersten Gesprächstermin ausgemacht. „Es wäre sehr wichtig, wenn Herr Müller bei diesem Gespräch auch dabei sein könnte" bat die Therapeutin. Sie läßt anklingen, daß er vor allem für die Diagnostiktermine unentbehrlich ist.

2.1.1 Eingangsgespräch

Die Therapeutin möchte von Herrn und Frau Müller möglichst viel über die Geschichte von Jens und seiner Welt erfahren. (Bei Adoptivkindern sollte erörtert werden, was es heißt, plötzlich in eine Adoptivfamilie „hineingeboren" zu werden.) Die Therapeutin interessieren die Hoffnungen und Erwartungen in der Schwangerschaft (bei Adoptionen interessieren die Erwartungen in das Kind), die vergangenen Freuden, wie auch die Enttäuschungen mit dem Kind, die Art der frühen Eltern-Kind-Beziehung und die allgemeine Ehe- und Familiensituation usw. Wichtig ist, daß die Eltern das Interesse und die Empathie der Therapeutin spüren. Nur dadurch gelingt es, Bindung und Vertrauen aufzubauen, was Voraussetzung für die Durchführung von Theraplay ist.

Aus der Anamnese erfährt die Therapeutin wichtige Fakten. Sie kann erste Hypothesen über das familiäre Interaktionsgefüge aufstellen, und wie es zu der Verhaltensauffälligkeit gekommen sein könnte. Sind die Umstände des Verlaufs der individuellen und gemeinsamen Geschichte verstanden und nachvollzogen, so hilft das, mögliche Schuldzuweisungen, die eine positive Entwicklung nur hindern, zu vermeiden.

Wir finden bei aggressiven Kindern häufig typische Interaktionsmuster, die meist schon in der frühen Kindheit ihren Anfang fanden.

2.1.2 Marschak-Interaktions-Methode (MIM)

Die MIM wurde konzipiert (Jernberg et al. 1982), um die Art der Beziehung zwischen zwei Individuen zu untersuchen. Meist wendet man sie für die Untersuchung der Eltern-Kind-Beziehung an, sie läßt sich aber auch in modifizierten Formen bei Ehepartnern, Lehrern und Schülern, Chef und Kollegen usw. einsetzen.

Herr und Frau Müller kommen an verschiedenen Tagen mit Jens zur MIM-Sitzung, um möglichen Konkurrenzsituationen vorzubeugen. Der Elternteil und das Kind sitzen nebeneinander an einem Tisch. (Bei Kleinkindern sitzt der Erwachsene, von einer Rückenlehne gestützt, auf dem Boden und hält das Kind auf dem Schoß oder nahe bei sich.) In diesen Sitzungen sollen Herr und Frau Müller eine Reihe Aufgaben (Spiele) durchführen, die ausgesucht wurden, um die Hypothesen zu überprüfen, die die Therapeutin beim Eingangsgespräch aufgestellt hat. Etwa 6 bis 8 Aufgaben werden normalerweise aus den fünf Bereichen ausgewählt:

1. ein bestimmtes Verhalten herbeiführen;
2. Bindung fördern;
3. die Umwelt interessant machen;
4. Streß reduzieren;
5. Spielfreudigkeit.

Die Anweisungskarten liegen verdeckt auf dem Tisch. Jede beschreibt eine Aufgabe, die vorgelesen werden soll. Zum Beispiel: „Spielen Sie mit ihrem Kind ein ihnen bekanntes Spiel", „Verlassen Sie den Raum für eine Minute", „Erzählen Sie dem Kind von den Zeiten, als es noch ein Baby war", „Malen Sie etwas und fordern sie das Kind auf, es nachzumalen", „Füttern Sie sich gegenseitig mit Rosinen" usw. Sorgfältig notiert die Therapeutin das verbale und nonverbale Verhalten von Elternteil und Kind oder benutzt zur Aufzeichnung – falls vorhanden – eine Videokamera.

2.1.3 Feedbacksitzung

Nachdem die Therapeutin die Videoaufnahme und ihre Notizen sorgfältig ausgewertet hat, setzt sie die Feedbacksitzung an, in der sie mit dem Ehepaar Müller das MIM anschaut, auf Wichtiges hinweist und sich bei Unklarheiten rückversichert.

Für Adoptiveltern ist diese Sitzung besonders wichtig. Hier erfahren sie oft zum ersten Mal, daß die Adoptivmutter fast immer die Wut und Enttäuschung des Adoptivkindes über das Verlassenwordensein zu spüren hat. Oft beginnt der Ehemann erst jetzt zu begreifen, daß seine Frau ohne seine volle Unterstützung möglicherweise aus dem emotionalen Gleichgewicht gerät. Man muß es ihm ganz dramatisch und eindringlich beibringen, wie sehr es das Selbstvertrauen, die psychische Gesundheit und den inneren Frieden stören kann, Mutter eines Kindes zu sein, das ohne offensichtlichen Grund in solch einer ärgerlichen und destruktiven Art (Koller 1981) reagiert.

2.2 Therapie

2.2.1 Therapie in der 1.–4 Woche

Die Eltern Müller können durch die Einwegscheibe die Therapeutin beobachten, die mit Jens spielt. Neben ihnen sitzt eine weitere Therapeutin, die die Therapie kommentiert, aufkommende Fragen diskutiert und hilft, Pläne mit Jens für die kommende Woche zu machen. Ist der Luxus einer weiteren Therapeutin nicht möglich, findet die Besprechung nach der Sitzung, oder besser abends am Telefon bzw. an einem Extratermin statt. Die Eltern Müller lernen auch Jens Verhaltensweisen besser zu beobachten („Sehen Sie, wie schwierig es für ihn ist, Blickkontakt zu halten"), die Gründe für das Verhalten zu verstehen („Wenn man seine Erfahrungen berücksichtigt, wird verständlich, daß ihm Nähe wirklich Angst macht"), und zu lernen, die Theraplay-Grundeinstellungen mit nach Hause zu nehmen („Können Sie sich vorstellen, daß Sie ihn abends ins Bett bringen und ihm ein Lied vorsingen, auch wenn er das erst einmal ablehnt?")

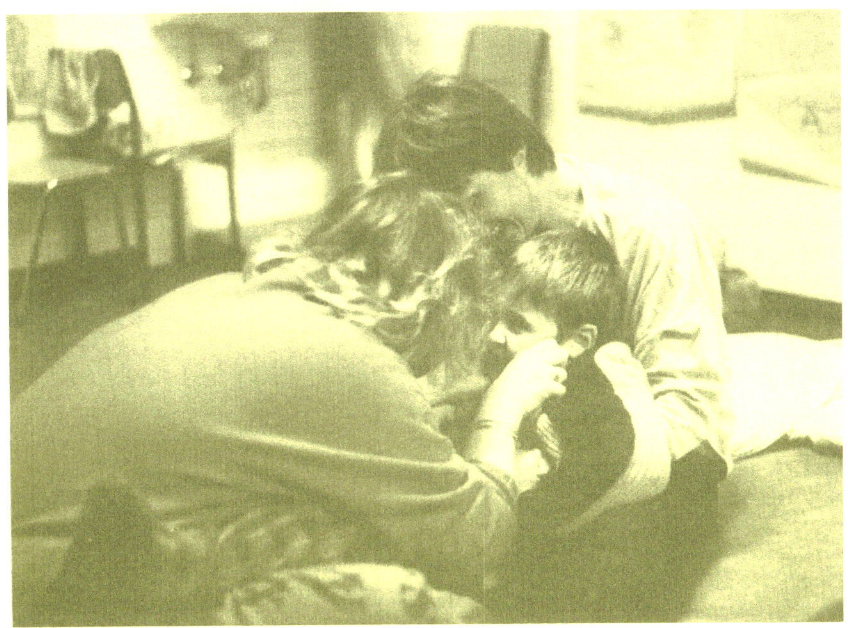

Abb. 1. Wo hat denn Manfred nur den „Kitzel" versteckt? Am Bauch war er nicht, ist er vielleicht hinter dem Ohr?

Die erste Therapiestunde dient vorwiegend zum Kennenlernen. Die Therapeutin erforscht dabei die Zähne des Kindes, stellt die Anzahl der Zehen und der Sommersprossen fest, probiert die Kraft der Hände aus, bewundert den Muskelumfang usw. Das gleiche Kennenlernen finden wir bei frischgebackenen Eltern und ihrem Neugeborenen, daher ist es in einer ganz ausführlichen Form Teil der ersten Sitzung. Freudenrufe begleiten jede neue Entdeckung (Zehen, die sich so gut beugen lassen, Ohren, die so weich sind und wackeln, eine Nase, die „piep" macht, wenn die Therapeutin darauf tippt usw.) (Abb. 1). Eine Reihe von Aktivitäten folgen, die entsprechend den speziellen Bedürfnissen des Kindes nach Fürsorge, Eindringlichkeit, Herausforderung und Strukturierung herausgesucht werden.

2.2.2 Therapie in der 5.–8. Woche

Die ersten 15 min jeder Sitzung verlaufen nach dem Muster der Sitzungen 1–4, während der zweiten Hälfte kommt jedoch Herr oder Frau Müller mit in den Therapieraum, und alle machen gemeinsam Theraplay. Die Eltern lernen schließlich geschickte „Theraplay-Therapeuten" zu werden und, was noch wichtiger ist, sie lernen, wie sie sich körperlich und kinästhetisch und vor allem emotional auf Jens einstellen können. Wie viele andere

Eltern berichten auch Herr und Frau Müller, daß sie vor dieser Phase am meisten Angst hatten, letztlich sei sie ihnen aber als der befriedigendste Aspekt ihrer Theraplay-Erfahrungen erschienen.

In der Sitzung vor Beendigung der Therapie wird das Abschiedsfest geplant. Es ist ein Fest mit einem Rückblick auf die Freude und den Spaß, wie man den anderen über den Austausch von Persönlichem kennengelernt hat (Handabdrücke mit Fingerfarben beispielsweise). Einige Lieblingsspiele werden abschließend nochmals gespielt.

2.2.3 *Nachsorge*

Solange es angemessen erscheint, kommt die Familie erst vierteljährlich, später einmal jährlich zu Kontrollbesuchen. In diesen Sitzungen, die ganz spielerisch verlaufen, lernt man sich neu kennen. Die Therapeutin entdeckt dabei neue Errungenschaften, z. B. dickere Muskeln, ausgegangene Zähne, kürzere Haare, mehr Gewicht etc.

2.3 Wo kann Theraplay durchgeführt werden?

Theraplay im *Hause* des Kindes ist eine Modifikation des Theraplay-Konzeptes. Wegen der häufigen Ablenkungen, und weil die Sitzungen quasi im „Territorium“ des Kindes stattfinden, kann die Durchführung schwieriger sein. Aber manchmal ist das die einzige Alternative.

In einer *klinischen Einrichtung* läßt sich Theraplay wegen der vielen Kombinationsmöglichkeiten mit anderen Therapien gut durchführen. Auch die Betreuer und andere Therapeuten können Theraplay-Aktivitäten mitübernehmen und so dem Kind ein dichtes Netz an positiven Erfahrungen vermitteln. Das ist besonders dann wichtig, wenn die Eltern nicht mitmachen können.

Theraplay kann auch in *Schulen* und während der Unterrichtszeit durchgeführt werden. Dabei geht die Therapeutin in die Klasse, holt sich das Kind heraus und arbeitet mit ihm in einem möglichst ruhigen, etwas abgelegenen Raum.

Theraplay in *Gruppen* ist eine geeignete Ergänzung zu Einzel-Theraplay. Damit erhalten die aggressiven Kinder nach der Einzeltherapie Gelegenheit, das neugewonnene Selbstvertrauen in der Gruppe zu erproben und zu festigen. Für eine Gruppe faßt man entweder weitere Kinder zusammen, die sich in der gleichen Phase befinden, oder aber man nimmt Klassenkameraden und Freunde zu den Sitzungen dazu. Gerade bei Gruppen aggressiver Kinder sollte das Kind-Therapeut-Verhältnis 1:1 betragen. Am idealsten ist es, wenn die Eltern der Kinder, durch Rollenspiele und Einzeltherapie geschult, die Rolle der Kotherapeuten übernehmen. Dabei sitzen dann die Kinder bei den Erwachsenen auf dem Schoß im Kreis und machen Spiele (beispielsweise die Hand des anderen eincremen, ein anderes Kind loben und bewundern, ein anderes Kind unterstützen, damit es Frustrationen besser erträgt, gemeinsam singen usw.) (Brody 1978). Der/die Erwachsene kann manchmal auch für sein/ihr Kind sprechen. Günstig ist die Gruppe für aggressive Kinder auch deshalb, damit sie die Fürsorge nicht nur von „ihrem" Erwachsenen bekommen, sondern auch von Gleichaltrigen.

3 Zur Psychodynamik des aggressiven Kindes

Dieses Kapitel beschäftigt sich sowohl mit dem leiblichen als auch mit dem adoptierten Kind.

3.1 Ursachen der Aggressivität

3.1.1 Das leibliche Kind

Menschen, die selbstbewußt, reif und sich selbst akzeptierend aufwachsen sollen, brauchen vor allem in der Säuglingszeit das Gefühl, besonders, einzigartig, geliebt und liebenswert zu sein. Dieses Selbstbild wird z.B. gefördert, wenn in den Augen der Mutter Zärtlichkeit und Fröhlichkeit widergespiegelt sind, die sie durch das Zusammensein mit dem Kind empfindet. Ihr Stimmklang drückt aus, wie froh und glücklich sie über seine Anwesenheit ist. Das drückt sie auch aus durch ihre zärtliche und liebevolle Art, mit der sie das Kind liebkost und hält. Durch die Art, wie sie lacht und mit dem Kind spielt, weiß es, daß es ihr Freude macht.

Pränatale Forschungen zeigen, daß die Mutter, sogar noch vor der Geburt, dem Kind freudige oder enttäuschte Botschaften übermitteln kann. Glückliche Schwangerschaften ziehen mit großer Wahrscheinlichkeit gesündere Mutter-Kind-Bindungen nach sich (Leifer 1980). Konfliktreiche Schwangerschaften korrelieren häufiger mit niedrigem Geburtsgewicht (Bottari u. McLaughlin 1984), mit unregelmäßiger Entwicklung des Babys (Connolly u. Cullen 1983), später bei jungen Erwachsenen mit Schizophrenie (Walsh 1978) und mit Suizidversuchen im Erwachsenenalter (Feldmar 1980). DeCasper u. Spence (1982) haben gezeigt, daß schon ein Fötus die mütterliche Stimme von anderen Stimmen unterscheiden kann: Die Autoren ließen in ihrem Experiment die Mutter pränatal ihrem Baby ein bestimmtes Gedicht vorlesen. Postnatal wurde es ihm neben anderen ähnlichen Sprechbeispielen vorgespielt. Da es eine deutlich größere Saugaktivität bei der Stimme seiner Mutter zeigte, schloß man daraus, daß es sie wiedererkennt.

Wenn man davon ausgeht, daß gesunde, erfreuliche, erhebende frühe Erfahrungen helfen, ein positives Selbstbild und eine optimistische Weltanschauung zu gewinnen, was wäre, wenn der Eintritt in die Welt anders verliefe? Wenn nun die Zeit nach der Empfängnis aus irgendeinem Grunde mit einer Mutter beginnt, die unglücklich, ärgerlich oder ambivalent ihrer Schwangerschaft gegenüber wäre? Und wenn das Kind statt zärtlicher Versprechen oder süßem Singen brüske Worte und eine rauhe, harsche Stimme vernehmen würde? Und wenn es dann statt sanften Hin- und Herschaukeln durch eine liebevolle Hand Puffe oder Schubse fühlte oder vielleicht überhaupt nicht berührt werden würde?

Wahrscheinlich haben diese Erfahrungen dem kleinen Kind bereits den Eindruck vermittelt, unwillkommener Eindringling zu sein, nach der Geburt sind es vielleicht ähnliche Erfahrungen: Wenn es nicht freudig empfangen wird, beim Aufwachen kein Lächeln findet, von jemandem gebadet, gefüttert und gewickelt wird, der all dies lediglich als „zu erledigende“ Aufgaben ansieht und ermahnt „halte still“ oder „sei nicht so neugierig“. Wahrscheinlich beschleicht es dann das Gefühl, eine nicht liebenswerte, nicht wertvolle und unangenehme Last zu sein.

Solche Erfahrungen können entweder durch Probleme der Eltern bedingt sein oder aber im Kind liegen. Vielleicht war die Mutter depressiv, gedankenverloren, körperlich krank oder in ihrer Ehe frustriert und ärgerlich. Oder vielleicht hatte das Kind ein „schwieriges“ Temperament – ein Wesen, das wenig vorhersehbar, schwer zu befriedigen und oft nicht zu beruhigen war (Abrams u. Neubauer 1975; Alport 1961; Asher 1987; Thomas u. Chess 1977). Möglicherweise setzte sich das Problem auch aus Schwierigkeiten beider Seiten zusammen – aus dem kindlichen Anteil und dem seiner Eltern. Vielleicht könnte man Kind und Eltern auch als schlecht zusammenpassend bezeichnen. Dadurch werden Bedürfnisse nicht ausreichend befriedigt, und die Kommunikation zwischen Eltern und Kind erscheint immer unbefriedigender. Und mit größerer Entfremdung entsteht auch ein immer breiterer Graben zwischen ihnen. Kein Wunder, wenn sich das Kind immer trauriger, oft allein und leer fühlt, und wenn es mit jedem Jahr ärgerlicher wird. Regt dieses Verhalten die Eltern sehr auf, folgen körperliche Bestrafungen; schlimmer ist noch, wenn der Anblick des Kindes die Mutter daran erinnert, daß es einen zu großen Raum in ihrem Leben einnimmt. Dann könnte sein, daß sich die durch Traurigkeit bedingte Wut in ihm immer mehr aufstaut, und es beginnt, sie vielleicht auszuagieren. Ob nun der Mutter gegenüber oder aber bei Außenstehenden, z. B. bei der Kassiererin im Einkaufszentrum, oder bei Freunden, bei den Nachbarn, Klassenkameraden oder den Lehrern. Vielleicht agiert das Kind auch subtiler, indem es die Hausaufgaben eines anderen Kindes als seine ausgibt oder in Läden Zeitungen aus dem Ständer nimmt, um sie in seine Tasche gleiten zu lassen. Oder es läßt sich zu weniger subtilen Aktionen hinreißen, indem es in der Schule oder in der Kirche das Nachbarskind beschimpft. Oder es agiert schließlich direkt provokativ und aggressiv gegen jedermann, der ihm über den Weg läuft – mit Beißen, Schlagen, Stoßen und Beinstellen.

Solche aggressiven Verhaltensweisen sind u.E. typisch für die Kinder, die traurig, erniedrigt, leer und wütend sind. So fühlen sie sich, weil sie depressiv sind, und diese Depression erklärt sich aus der langen Mißachtung. Die unter der Wut liegende tiefe Depression, die aggressive Kinder empfinden und ausdrücken, wird nicht als offene Traurigkeit sichtbar. Irgendwelche Zweifel und Unsicherheiten auszudrücken, bedeutet für sie zu riskieren, das Gesicht zu verlieren. Für diese Kinder ist es äußerst wichtig, die Oberhand zu behalten, um unter allen Umständen Verletzbarkeit zu vermeiden.

Manchmal ist es nicht die elterliche Achtlosigkeit, die die Kinder aggressiv macht, sondern ihre Schwäche und Hilflosigkeit. Sie lassen die Kinder schon im frühen Alter quasi Elternfunktionen übernehmen. Mit diesen Rollen erleben sie eine unangemessene Machtzuweisung, sind überfordert und werden ungeschützt den Umwelteinflüssen ausgesetzt. Diese Konstellation ist häufiger zu erleben bei alleinerziehenden Müttern mit ihren Söhnen (ob der Vater nun real abwesend ist oder sich nur in seinen Beruf zurückgezogen hat).

Im Laufe der Zeit entwickeln manche Kinder das Gefühl, sie könnten den Gefahren am besten durch Angriffe begegnen, nach dem Motto „Angriff ist die beste Verteidigung". Im Grunde ihres Herzens sehnen sie sich aber nach der bedingungslosen Fürsorge, die ihnen vorenthalten wurde.

Wenn wir von möglicherweise schädigendem, elterlichen Verhalten sprechen, meinen wir nicht den ärgerlichen Ausbruch oder die spontane Strafaktion von Eltern, die unter momentanem Streß stehen. Die hier beschriebene Depression hat ihre Wurzeln in einer frühen und ständig schlecht funktionierenden Beziehung. Die Mutter, die von einem langen Einkauf genervt ist und ihr Kind anschreit oder ihm eine runterhaut, weil es sie ständig beim Kochen unterbricht, formt damit kein Kind, wie wir es hier beschrieben haben.

Ebensowenig wird ein Kind aggressiv, das beispielsweise einen Vater hat, der eine Zeitlang krank, schwach und nicht durchsetzungsfähig ist.

Jedoch nicht alle Kinder, die ständig aggressive Verhaltensweisen zeigen, haben solche Eltern. Einige leiden beispielsweise auch unter einer organisch bedingten verkürzten Aufmerksamkeitsspanne (Attention Deficit Disorder – ADD) (Douglas 1980; Keogh u. Margolis 1976) mit all den begleitenden Verhaltensweisen. Von früh an machten die Kinder die frustrierende Erfahrung, daß Menschen ungeduldig, unverständig sein können, und daß sie sich nicht so verwirklichen können, wie sie möchten.

Wenn Eltern und andere Interaktionspartner auf kindliche Hyperaktivität nur genervt, ablehnend und abwertend reagieren, kann auch dadurch aggressives Verhalten aufgebaut werden.

3.1.2 Das adoptierte Kind

Adoptierte Kinder haben manchmal auch die oben beschriebenen Verhaltensmuster der aggressiven Kinder, aber ihre zugrundeliegenden Gefühle sind ganz anders. Die Eltern hier sind weder depressiv, schwach, nichtverfügbar oder enttäuscht über das Kind, auch hat es kein grundsätzlich schwieriges Temperament oder paßt schlecht zu seinen Eltern. Im Grunde genommen haben diese Kinder ein ruhiges Wesen, nur können Erzieher, Eltern oder Lehrer dies selten über längere Zeit beobachten. Obwohl die Mütter aufmerksam und liebend sind und eigentlich zu den Kindern passen, scheint irgend etwas nicht zu stimmen. Wir nehmen folgendes an: Irgendwann einmal wurde diesen Kindern die Mutter genommen und sie einer anderen Frau, der Adoptivmutter übergeben. Man kann sich kaum vorstellen, welche Gefühle damit geweckt werden! Waren die Kinder vielleicht noch zu klein zum Sprechen, so waren sie nicht zu jung, um die Unterschiede in der Körperlichkeit der Frauen zu spüren – das Tempo ihrer Bewegungen, ihre Stimme, sogar die Schnelligkeit ihres Herzschlags, wenn sie herumgetragen wurden. Diese wahrgenommenen Unterschiede müssen Gefühle der Unsicherheit und die Angst geweckt haben, in einer unberechenbaren Welt verletzlich zu sein (Jernberg 1986). Es scheint, als ob einige dieser Kinder irgendwann einmal den Beschluß gefaßt haben: „Nie wieder werde ich jemandem trauen, insbesondere keiner Elternfigur. Nie wieder will ich einen Menschen nahe an mich heranlassen. Von jetzt an werde ich mein eigener Elternteil sein. Ich werde sie alle von mir wegjagen – Punktum." Adoptivkinder verhalten sich teilweise wie andere aggressive Kinder auch, aber ihre Geschichte erklärt den Unterschied in der Art ihrer Aggression. Ihr Interesse kreist um das Ziel, Intimität abzuhalten und hat weniger mit Traurigkeit zu tun. Kommen sie in Versuchung, sich irgend jemandem nahe zu fühlen, reagieren sie wie Stachelschweine: sie schleudern ihre „Stacheln" in Richtung auf die Versucher. Es spielt keine Rolle, wer ihre aktuellen Opfer sind, das eigentliche Objekt, das sie attackieren wollen, ist ihre Adoptivmutter. Es sind diese Mütter, die außerordentlich leiden, und die ganz besonders viel Unterstützung und Verständnis von ihren Ehemännern und den professionellen Helfern brauchen (Koller 1981; Jernberg 1986). Obgleich die Theraplay-Behandlung aggressiver Kinder immer gleichen Regeln folgt, ist es wichtig, daß die Therapeutin den Unterschied in der Geschichte des Kindes im Bewußtsein behält. Zusätzliche Arbeit mit den Adoptiveltern, wie wir sie beschrieben haben (s. 2.1 und 2.2), muß in den Behandlungsplan dieser Kinder aufgenommen werden.

3.2 Die Bedürfnisse des aggressiven Kindes

Wir gehen von der Hypothese aus, daß aggressive Kinder in frühen Jahren wenig achtungfördernde, vertrauenserweckende Erfahrungen mit liebenden, sicheren, verfügbaren Eltern gemacht haben. Aus diesem Grunde nimmt sich Theraplay (Jernberg 1987) die ideale, frühe Eltern-Kind-Interaktion zum Vorbild und versucht fröhliche, beruhigende Begegnungen in normalen, glücklichen Situationen herzustellen. Es konzentriert sich speziell auf folgende Aspekte der idealen frühen Interaktionen: Fürsorge (F), Eindringlichkeit (E), Herausforderung (H) und Strukturierung (S) = (FEHS).

Für das aggressive Kind sind Herausforderung und Eindringlichkeit nicht hilfreich, es braucht Fürsorge und Strukturierung (Abb. 2 und 3). Denn in einem gewissen Sinne ist sein Alltag schon viel zu eindringlich und herausfordernd. Es muß bei Theraplay erfahren, daß es Menschen gibt, denen man vertrauen kann, und einen Ort, wo man wieder klein, hilflos, sicher und geborgen sein kann. Ein aggressives Kind braucht natürlich nur ein Minimum an kraftvollen Aktivitäten, seine Therapeutin jedoch, die es aufmerksam machen und es auf sich einstimmen will, muß anfangs manchmal recht aktiv sein. Da das Kind das tiefe Bedürfnis nach Regression hat, sind es die passiven, weichen, sanften, ruhigen Aktivitäten, die diese Kinder am nachhaltigsten beeinflussen. Sie machen letztlich den Hauptteil der Sitzung aus, und das wird bei jedem Kind und in jeder Sitzung so sein.

3.3 Therapie mit aggressiven Kindern

Normalerweise fehlt die Zeit, aggressive Kinder mit traditionellen zeitaufwendigen dynamischen Psychotherapieverfahren zu behandeln. Und falls es doch möglich ist, strapazieren diese Kinder ihre Therapeuten so stark, daß die Therapie oft erfolglos abgebrochen werden muß. Einem Kind, das mit Spucken oder zur Tür rennen reagiert, kann man kaum sinnvolle Interpretationen, wie sie in der traditionellen, nondirektiven Psychotherapie üblich sind, anbieten. Es ist auch außerordentlich frustrierend, sanft und nondirektiv mit ihm umzugehen. Verhaltensmodifikationen und ähnliche Ansätze können vielleicht oberflächlich das Verhalten eines aggressiven Kindes verändern, aber sie werden kaum den zugrundeliegenden

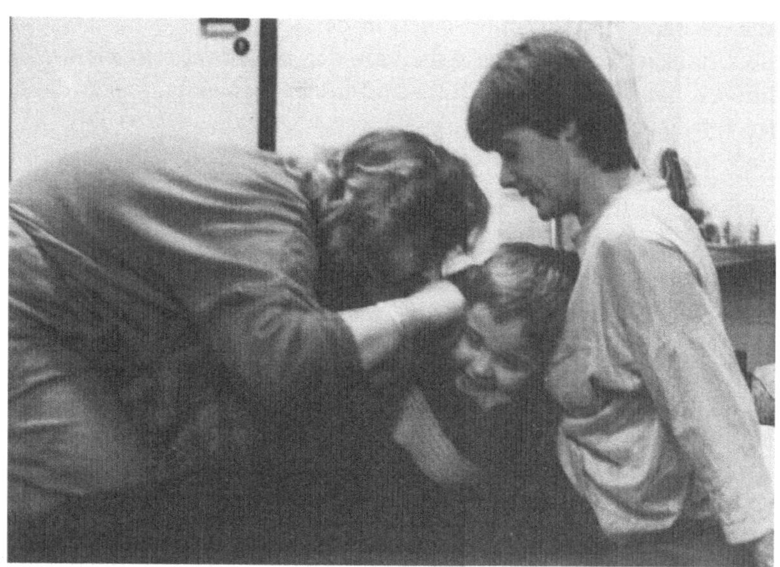

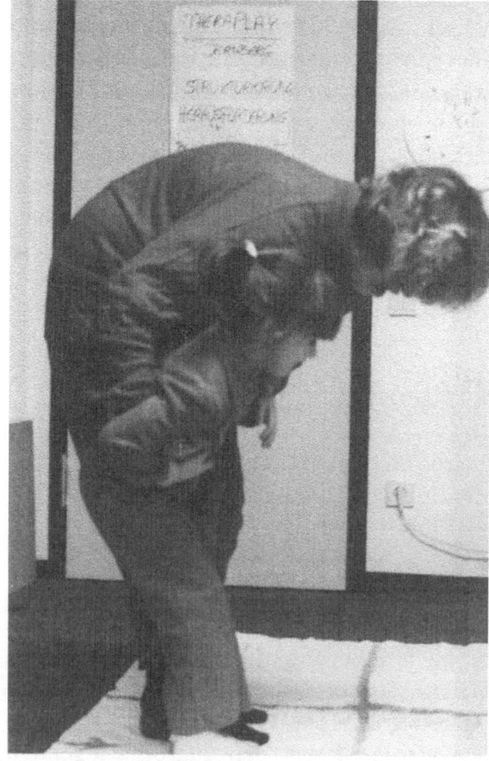

Abb. 2. Aggressive Kinder brauchen viel Spaß, Wärme und Akzeptanz, nur so können sie ihr Selbstbild verändern

Abb. 3. Struktur und Bindung kann am besten im Spielen mit Körperkontakt aufgebaut werden. Elke hüpft auf ein Kommando von einem Feld ins nächste

Bedürfnissen gerecht, die die Aggression in den meisten Fällen hervorrufen.

3.3.1 Theraplay mit aggressiven Kindern

Im Laufe einer Sitzung wechseln aktive und passive, grob- und feinmotorische Spiele vorwiegend aus den Bereichen Fürsorge und Strukturierung.

Die Therapeutin reagiert auf die Aggressionen zwar prinzipiell verständnisvoll, aber klar nach der Regel „wir tun uns hier nicht weh". Notfalls wird die Hand des Kindes festgehalten „ich helfe dir, bis du wieder soweit bist", oder man setzt sich auf den tretenden Fuß. Damit übernimmt die Erwachsene nicht nur verbal die Verantwortung für das Kind und sein Handeln. Das ist wichtig, denn wenn das wilde, starke Gefühl mit ihm „durchgegangen" ist, wird es sich schuldig fühlen, jemanden angegriffen oder verletzt zu haben.

Verbale oder kleinere tätliche Angriffe werden entweder ignoriert oder aber aufgegriffen und zur Überraschung des Kindes in einen ganz anderen Kontext (refraiming) gebracht („hej, du kannst aber gut spucken! Spuck hier mal auf die Matte. So, schau, daraus machen wir jetzt einen Vogel! Du hast einen Vogel gespuckt! Kannst du auch einen Hund spucken?" oder „du kannst aber dein Bein hoch schleudern! Mach' das nochmal, vielleicht geht's noch höher? – Ja, das war noch höher! Und jetzt nochmals, dann messen wir nach!").

Die Therapeutin begleitet das Kind bei seinen Wutanfällen, sie läßt es durch Körperkontakt ständig ihre tröstende Anwesenheit spüren und läßt das Kind in dieser unglücklichen Situation nicht allein.

Jede Sitzung endet mit ruhigem Füttern, einem leisen Wiegenlied oder ähnlichem.

Es ist nicht ungewöhnlich, sondern tatsächlich ein sehr gutes Zeichen, wenn das aggressive Kind ungefähr nach einem Drittel der Sitzung mit einem traurigen Gesicht reagiert, jammert und Tränen in den Augen hat, oder auch bei weichen und fürsorglichen Aktivitäten schluchzt. Das bedeutet, daß die Therapeutin es in Berührung mit seiner Depression gebracht hat. Sie kann zwar seine Tränen abwischen, aber sie sollte sich nicht bemühen, sein Weinen zu verhindern. In den liebevollen Armen der Therapeutin erlebt das Kind die Traurigkeit wieder, die vielleicht dagewesen war, oder es erinnert sich wieder, was da war und nun verloren ist. Eltern und Lehrer sollten diesem neuen Zustand gegenüber aufmerksam sein und ermutigt werden, dieses früher unterdrückte Gefühl ohne Kommentar und Nachfragen hinzunehmen.

4 Ein Fallbeispiel

Der 10jährige Bobby wurde uns von seinem Lehrer geschickt, weil er aggressives Verhalten zeigte und von seinen Eltern als unerwünschtes Baby bezeichnet wurde, das an häufigen Koliken litt und heftige Reaktionen bei den Eltern provozierte. Dem Eingangsgespräch und dem MIM mit Bobby und seinen Eltern folgt der Therapiebeginn. Die Therapeutin begrüßt ihn im Warteraum. Sie setzt ihn auf einen rollenden Bürostuhl und schiebt ihn sofort durch den Flur in Richtung des Theraplay-Raums, so daß er wenig Möglichkeiten hat, Fragen zu stellen oder zu protestieren. „Du Arschloch" beschimpft er sie, als sie ihn schiebt. „Oh, du sagst das so gut und so klar", antwortet sie, „versuch es nochmals." Er tut es. „Hoii, dieses Mal war es sogar noch besser. Laß mal sehen, oh, braune Augen. Hmm. Weißt du, was das bedeutet? Das bedeutet, daß du superschlau bist. Hast du das gewußt?" Bewundernd plappert sie weiter, und nun ist er ruhig und schaut sie ehrfurchtsvoll an. Inzwischen hat sie ihn auf die Gymnastikmatte heruntergezogen und beginnt, seine Schuhe und Socken auszuziehen. „Damit hörst du sofort auf", befiehlt er ihr. „Tut mir leid, aber wir müssen unbedingt sehen, ob du wirklich die tollsten Zehen der Welt hast." Sie zieht den ersten Schuh und den Socken aus. „Ich wußte es! Ich wußte es," singt sie freudig. „Das *sind* die großartigsten Zehen der Welt! Sieh mal! Sieh mal, wie sie sich hinunterringeln, wenn ich den Teil da oben berühre. Hoioioi! Supertrick! Wo hast du denn das gelernt? Du bist wirklich ein geschicktes Kind, weißt du das?" Wieder vergißt er momentan durch sein Staunen sein kämpferisches Verhalten. Ihn erstaunt besonders, daß anders als andere Erwachsene in seinem Leben keine Angst vor ihm zu haben scheint. Sie zieht sich nicht zurück, wenn er angreift, sie fragt nicht, sie bittet nicht um Erlaubnis (z.B. „wäre es dir recht, wenn... ", oder „würdest du gerne... ", oder auch das vergewissernde „Okay?"). Sie scheint ihn als die Person zu mögen, die er ist und nicht wie „gut", oder höflich oder gut erzogen er ist.

Gegen Ende der halbstündigen Sitzung trinken die Therapeutin und Bobby mit zwei Trinkhalmen gemeinsam eine Dose Cola, denn sie hat von den Eltern erfahren, daß Coca-Cola sein Lieblingsgetränk ist.

Die Sitzung über gibt sie den Eltern (die von einer Ecke des Therapieraums aus beobachten) Kommentare. „Bobby weiß überhaupt noch nicht, ob er das mag, was mit ihm hier passiert" – „so würde sich Bobby normalerweise nicht verhalten" – „so nah ist es ihm nicht angenehm" etc.

Im Laufe der Sitzungen 2–4 wurde die Beziehung zwischen Bobby und der Therapeutin immer vertrauter, und immer häufiger erlaubte Bobby ohne Protest, daß sie die Verantwortung übernahm. Es ist nicht leicht für ihn, die Kontrolle abzugeben, und manchmal wirft er ihr wieder eine Flut von Schimpfwörtern an den Kopf, um zu verhindern, daß sie ihm zu nahe kommt. In der 3. Sitzung sind seine Bemühungen dieser Art nur noch halbherzig. Trotz seines inneren Widerstands beginnt er langsam die Fürsorge und die persönliche Aufmerksamkeit zu genießen (Abb. 4). In der 4. Sitzung schaut er unerwartet gefügig, als ihn die Therapeutin auf ihren Schoß nimmt. In ihrer Hand hält sie einen Lutscher, an dem er lutscht. Während der 5. Sitzung erlebt er Augenblicke tiefer Traurigkeit, und in der 6. Sitzung schluchzt er, als sie ihm vorsingt. Wegen der Tiefe seiner Reaktionen sind die Eltern bisher noch nicht zum Mitmachen aufgefordert worden und weitere vier Sitzungen werden geplant. In der 7. Sitzung wirkt er fröhlicher, und die Eltern werden eingeladen, bei den Aktivitäten der letzten 15 min jeder Stunde mitzumachen. In der 8. Sitzung wickeln sie ihn unter Anleitung der Therapeutin in eine Decke, knuddeln ihn und singen ihm etwas vor. Als sie ihn „auspacken", äußern sie ihre helle Freude an allen hübschen Dingen an ihm. Am Ende der 9. Sitzung waschen sie ihm die Füße in warmem Seifenwasser, trocknen sie sie sanft ab, pudern sie und bezeichnen ihn als das „netteste Kind der ganzen Welt". In der 10.

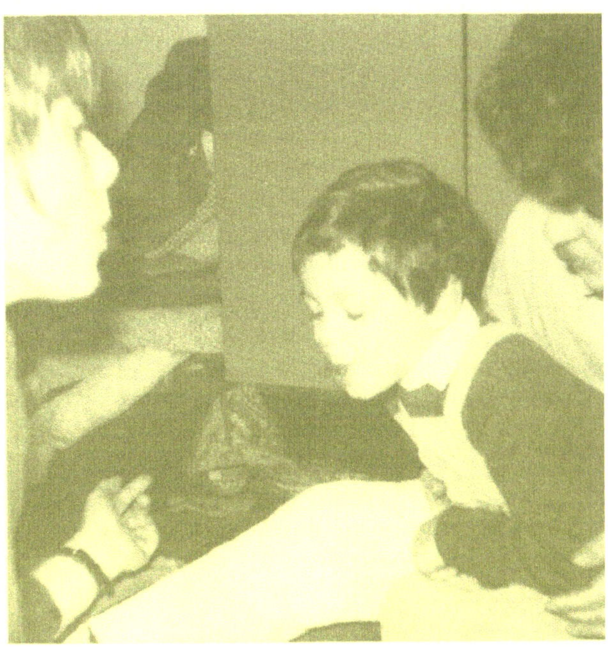

Abb. 4. Wer kann den roten Weichgummidelphin am weitesten springen lassen?

Sitzung schmücken sie ihn mit einer Krone aus Seifenblasen, einer Armbanduhr aus Fingerfarben und einem Kragen aus Kreppapier. Als er sich im Spiegel betrachtet, grinst er. In dieser Sitzung wird das Abschiedsfest geplant, und in der 11. Sitzung trägt jeder einen Partyhut, und sie spielen ein Spiel, bei dem sie Bobby sagen, daß sie ihn lieben. Sie schreiben lange Botschaften mit Körperlotion auf seine Arme, sie staunen darüber, wie bezaubernd er als kleines Baby war, und Mutter und Vater erzählen sich gegenseitig, was sie an Bobby am liebsten mögen.

Beim Kontrollbesuch 3 Monate später freuen sich alle drei, wiederzukommen, obgleich sie und der Bericht der Lehrer aussagen, daß keine besonderen Schwierigkeiten zu Hause oder in der Schule aufgetreten sind.

5 Zusammenfassung

Theraplay ist eine Therapiemethode, die sich besonders für aggressive Kinder eignet, weil es auf deren, unserer Meinung nach zugrundliegende Depression ausgerichtet ist. Theraplay ist körper- und personenbezogen, direkt und spielerisch. Theraplay verwickelt das Kind nicht in Diskussionen über seine unglückliche Vergangenheit. Theraplay erlaubt nicht, daß das Kind in der Therapiesitzung die Kontrolle übernimmt. Dadurch bekommt es Gelegenheit (oft zum ersten Mal), Gefühle und Empfindungen zu erleben, besonders solche, die im Zusammenhang mit Nähe stehen, die es vorher abgelehnt hatte. Die Methode beruht im wesentlichen auf kompensatorischem Elternverhalten. Wenn möglich sollten Eltern ermutigt werden, bei den Sitzungen mitzumachen, so daß Theraplay nicht nur 30 min in der Woche stattfindet, sondern auch im Alltag des Kindes.

Literatur

Abrams S, Neubauer P (1975) Object-orientedness: The person or the thing. Presented at the Meeting of the Psychoanalytic Association of New York

Alport G (1961) Pattern and growth in personality. Holt, Rinehart & Winston, New York

Asher J (1987) Born to be shy? Psychology Today 4: 56–64

Bottari M, McLaughlin F (1984) The relationships of psychological characteristics of pregnancy to postpartum adjustment and maternal perception of the newborn. Paper presented at the International Conference on Infant Studies, New York

Brody V (1978) Developmental play: A relationship focused program for children. J Child Welfare 57: 591–599

Connolly J, Cullen J (1983) Maternal stress and the origins of health status. In: Call et al. (eds) Frontiers of infant psychiatry. Basic Books, New York, pp 273–281

DeCasper A, Spence M (1982) Prenatal maternal speech influences human newborns – auditory preferences. Paper presented at the 3rd Biennal International Conference on Infant Studies, Austin, Texas

Des Lauriers, A (1962) The experience of reality in childhood schizophrenia. Int. Univ. Press, New York

Douglas V (1980) Treatment and training approaches to hyperactivity: Establishing internal or external control. In: Whalen C, Henker B (eds) Hyperactive children the social ecology of identification and treatment. Academic Press, New York

Feldmar A (1980) The relationship between attempted suicide in early adulthood and mother's attemps to abort. Paper presented to Stritch School of Medicine. Loyola University, Chicago

Jernberg A et al. (1982) MIM manual: Adult-schoolage child. Theraplay Institute, Chicago

Jernberg A (1986) Attachment enhancing for adopted children. In: Grabe PV (ed) Adoption recources for mental-health Professionals. Published by Mental Health Adoption Therapy Project. Children Aid Society in Mercir Country, 358 W. Market St. Mercir, Penna, pp 246–254

Jernberg A (1987) Theraplay – eine direktive Kinderspieltherapie. Fischer, Stuttgart

Kagan J (1984) The nature of the child. Basic Books, New York

Keogh B, Margolis J (1976) A component analysis of attentional problems of educationally handicapped boys. J Abnorm Child Psychol 4: 349

Koller TK (1981) Older child adoptions: A new developmental intervention program. Paper presented at the Annual Meeting of the American Psychological Association, Los Angeles

Leifer, M (1980) Psychological effects of motherhood. Praeger, New York

Marschak M (1960) A method of evaluating child-parent interaction under controlled conditions. J Genet Psychol 97: 3–22

Marschak M (1980) Parent-child interaction and youth rebellion. Gardener Press, New York

Walsh F (1978) Concurrent grandparent death and birth of schizophrenic offspring: An intriguing finding. Fam proc 17: 141

Personenzentrierte Psychotherapie bei aggressiven Kindern

FRANZ KEMPER

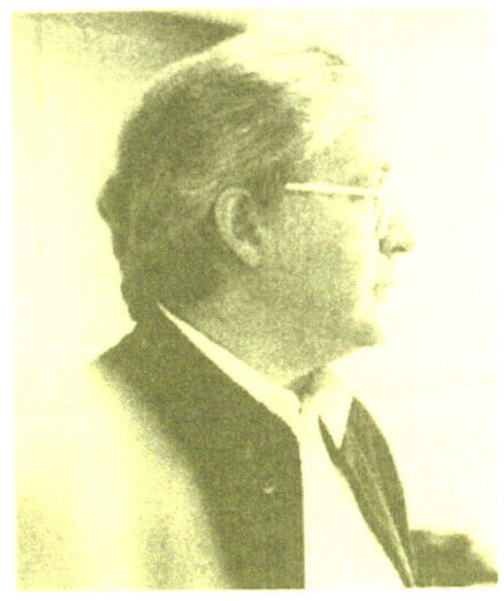

Während seines Psychologiestudiums fiel ihm 1960 das Buch von R. und A. Tausch „Kinderpsychotherapie im nichtdirekten Verfahren" (1956) in die Hände und faszinierte ihn. Auf Anregung und mit Unterstützung von Frau Prof. Dr. Erna Duhm machte er seine ersten spieltherapeutischen „Gehversuche". Der Rogersche Ansatz gefällt ihm so gut, weil er nicht ausgrenzt, sich gegen berufsständische Beschränktheiten wendet und den Blick auf das Allgemein-Menschliche freilegt, auf das, was auch im Alltag heilsam ist. Seit 1963 ist F. Kemper mit der Kindertherapie befaßt. Er ist Professor an der Fachhochschule für Sozialwesen in Mannheim und Ausbilder der GwG in Personenzentrierter Kinderpsychotherapie.

Diese Arbeit handelt von meinen Erfahrungen mit personenzentrierter Kinderpsychotherapie bei Kindern im Grundschulalter, bei denen offene Aggressionen wesentlicher Bestandteil der Leitsymptomatik waren.

In einem ersten Teil wird zunächst der Frage nachgegangen, wie es um die Behandlung aggressiver Kinder im Handlungsrahmen dieser Kindertherapieform bestellt ist. Im zweiten Teil werden zentrale Bestimmungsstücke des Therapiemodells dargestellt, einschließlich der Implikationen, die sich für die therapeutische Arbeit mit aggressiven Kindern ergeben. Der dritte Teil zentriert sich um meine therapeutischen Erfahrungen mit Kurt, einem zu Beginn der Therapie 6½jährigen Jungen. Die Behandlung zeigt, wie das aggressive und destruktive Verhalten ein Weg für Kurt war, zu kurz gekommene Grundbedürfnisse und existentielle Motive verschlüsselt auszudrücken. Die Durchführung der Therapie erfolgt in Form einer Familienspieltherapie bzw. Eltern-Kind-Spieltherapie. Vorzüge dieses Vorgehens werden beschrieben und Schwierigkeiten bei der Realisierung nicht verschwiegen.

1 Das thematische Feld

Ein Blick auf das internationale Schrifttum dieser mit dem Namen von Virginia M. Axline (1947/1972) verbundenen „nichtdirektiven Spieltherapie", die über eine „klientenzentrierte" Konzeptphase seit etwa 10 Jahren zu einer „personenzentrierten Kinderpsychotherapie" weiterentwickelt wurde, zeigt sehr rasch, daß die Behandlung aggressiver Kinder nicht oder nur am Rande thematisiert worden ist. Im deutschen Sprachbereich weist lediglich die Studie von Just (1982) im Titel die therapeutische Arbeit mit aggressiven Kindern aus.

Dies mag verwundern angesichts der Tatsache, daß dem Therapeuten die Auseinandersetzung mit aggressiven Kindern im Handlungsrahmen dieser Kindertherapieform wahrlich nicht unbekannt ist. In vielen Auszügen aus Fallstudien mit sehr unterschiedlichen Symptomatiken wird immer wieder und z. T. recht drastisch deutlich, wie sehr der Therapeut auch mit den aufsässigen, streitsüchtigen und massiv provozierenden Anteilen von Therapiekindern befaßt ist (u. a. Axline 1947/1972; Dorfman 1951/1973; Bixler 1949; Kemper 1979). Und die Notwendigkeit, den aggressiven Umtrieben Einhalt zu gebieten, ist in dieser Kindertherapieform wohl wie kaum in einer anderen stets betont worden. Hier kommt – allerdings theoretisch kaum herausgearbeitet – die differentielle Gewichtung einzelner Therapiebedingungen zum Tragen. Bixler (1949) pointiert die Bedeutung von Grenzsetzungen mit dem Vermerk, daß Grenzen schlechthin Therapie sind. Und nicht zuletzt hätte sich die Beschäftigung mit der Aggressionsproblematik längst und zwangsläufig ergeben müssen, wird doch mit dem Phänomen der Aggression ganz zentral das in dieser Kindertherapieform so wichtige Wachstums- und Reifungskonstruktum berührt: das natürliche Herangehen und die Auseinandersetzung des Kindes mit seiner Umwelt; und das geht für das Kind und seine Umwelt in aller Regel nicht ohne Schrammen ab.

Gleichwohl erscheint die geringe Neigung bei personenzentrierten Kinderpsychotherapeuten, die Aggressionsthematik zu problematisieren und entsprechende Fallberichte zu publizieren, aus mancherlei Gründen verständlich. Die äußerst zahlreichen Literaturhinweise zur Therapiebedingung der Grenzsetzung werfen mehr Fragen auf als sie Antworten zu geben vermögen (vgl. Haworth 1964). Da verspricht Forschung viel Mühe und Zeitaufwand und wenig schnellen Ertrag. Erschwerend kommt hinzu, daß das Phänomenfeld „Aggression" ausgesprochen facettenreich und komplex ist und weit in die Aufgabengebiete anderer Disziplinen (Entwicklungspsychologie, Soziologie, Sozialpsychologie, Kinderpsychiatrie etc.) hineinreicht.

Aber auch das personenzentrierte Beziehungsangebot vermag den Therapeuten oftmals in eine schwierige Situation zu bringen: Seine Echtheit und Empathie sind möglicherweise gefährdet, wenn er aufgrund heftiger Attacken des Kindes keinen Kontakt mehr zum Kind spürt und sich selbst den Gefühlen augesetzt sieht, die das Kind gerade auslebt (z. B. Ausgesperrtsein, Wut). Darüber hinaus mag sich mancher damit schwer tun, eine Vorgehensweise darzustellen, in der er aus seiner abwartenden und gewährenden Haltung heraustritt und sich dazu bekennt, sich eben nicht alles vom Kind gefallen zu lassen. Und vielerorts schallen ihm die Anmahnungen ins Haus, daß er den Aggressionen, die er doch eigentlich wegbehandeln wolle, durch seine Toleranz und Permissivität geradezu Vorschub leiste und wertvolle Behandlungszeit darauf verwenden müsse, diese wieder einzudämmen. Dies scheinen unangenehme Fragen zu sein.

Zu allem Überdruß steht der Therapeut schließlich auch noch vor einer nicht widerspruchsfreien Indikationsbeurteilung. In der einschlägigen Literatur sind drei Positionen erkennbar: Für die frühen Autoren scheint es wohl immer selbstverständlich gewesen zu sein, auch Kinder mit starker Aggressivität und mit unsozialem Verhalten zu behandeln (Tausch u. Tausch 1956, S. 25). Nach Axline (1947/1972, S. 59) ist es kein Zufall, daß gerade auch das aggressive, störende und laute Kind zu Behandlung gebracht wird, denn solche Kinder werden am schnellsten als Kinder mit Problemen erkannt. Demgegenüber mehren sich heute die Stimmen, welche die Erfolgsaussichten eher skeptisch beurteilen (Gross 1982, S. 51; Harbauer 1984, S. 51). Eine vermittelnde und zugleich weiterführende Auffassung vertritt Just (1982), wonach das klassische Therapiemodell den Besonderheiten der aggressiven Störungsart entsprechend zu modifizieren ist.

Diese Beurteilungslage fordert zu zwei Anmerkungen heraus: Die möglicherweise implizite Annahme, beim personenzentrierten Konzept handele es sich um ein Standardverfahren, in dem Kinder mit unterschiedlichen Symptomatiken gleichsam „über einen Kamm geschert" würden, muß aufgrund eigener Erfahrungen zurückgewiesen werden.

Zweitens wird in dem Maße, in dem der Ruf nach Methodenerweiterung und -integration und nach störungsspezifischen Verfahren laut wird, zugleich und im Kern die „Vertrauensfrage" gestellt. Diese besagt, daß das aggressive Kind nichts anderes braucht als das personenzentrierte Beziehungsangebot und darüber hinaus nichts Zusätzliches und kein Mehr an noch so ausgeklügelten Methoden. Die Feststellung, daß die personenzentrierten Grundhaltungen bereits genug sind und – ganz im Sinne der Ursprungsautoren – als hinreichende Bedingungen für die Auflösung von Wachstumsblockierungen etc. gelten können, ist für viele sicherlich eine reichlich kühne Behauptung; sie wird Widerspruch auslösen, aber sie ist ein radikaler Bestandteil der personenzentrierten Theorie.

Diese Therapie will ich bei Kurt wagen. Ich bin selbst neugierig: Geht das? Die Eltern von Kurt sind verzweifelt. Sie haben es mit Bestrafungen aller Art und auch mit der Androhung versucht, ihn in ein Heim zu geben. Doch alles wird nur schlimmer. Seine Lehrerin weiß auch nicht, wie es weiter gehen soll; sie hat ihn eigentlich schon aufgegeben.

Was habe ich da anzubieten? Was liefert mir die einschlägige Literatur an Erkenntnissen und Handreichungen? Wie wird es uns, die wir am therapeutischen Geschehen beteiligt sind, ergehen? Das alles sind Fragen, die mich zu Beginn der Therapie mit Kurt beschäftigen. Ich will versuchen, davon etwas mit meinen Worten einzufangen und nachzuzeichnen. Ich erhoffe mir davon, etwas mehr Klarheit in die personenzentrierte Behandlung aggressiver Kinder im Grundschulalter hineinzutragen. Vielleicht kann ich entsprechende und längst überfällige Forschungsarbeiten anregen, ich wünsche dies Kindern wie Kurt.

2 Theorie der personenzentrierten Kinderpsychotherapie

Der Ausdruck „personenzentrierte Spieltherapie" wurde erstmals von Goetze 1981 in die deutschsprachige Literatur eingeführt. Die Bezeichnung „personenzentriert" verweist auf das Bekenntnis zu einer humanistisch-existentialistischen Grundlegung. Und das hat Konsequenzen für das Verständnis von Psychotherapie.

2.1 Psychotherapie geschieht in Beziehungen

Zentrale Annahme ist, daß konstruktive Persönlichkeitsentwicklung und -veränderung nur in konstruktiven Beziehungen möglich erscheinen.

Das personenzentrierte Konzept lebt von der Beziehung zwischen den Personen (Goetze 1981, S. 173). Diese zeichnet sich u. a. durch folgende Merkmale aus:

- Sie ist von Person zu Person konzipiert und insofern eine Einladung an alle Beteiligte, persönlicher, dialogischer und ohne Taktieren miteinander umzugehen.
- Diese Beziehung entwickelt und verändert sich zu einer engen, subtilen gefühlsmäßigen Bindung, die für das Kind verläßlich, tragfähig und aufbauend ist und zu der es „Ja" sagen kann.
- Sie betont das Wachsen- und Reifenlassen und kann sich mit dem Produzieren von Verhaltensweisen gar nicht anfreunden.
- Sie ist im Erleben aktuell und scheut durchaus nicht Klartext, Konfrontation und Schmerz. Dabei achtet sie sorgfältig und wie eine gute Mutter darauf, das alles aushaltbar und annehmbar zu machen.

- Sie ist nicht auf Problemewälzen fixiert, sondern läßt sich ebenso von den kleinen und großen Zwischenfällen des Alltags, von Humor und Spaß und von urkomischen Phantasien etc. faszinieren. Ganzheitlichkeit wird groß geschrieben.
- Sie ist in vielfacher Hinsicht die Alternative zu normativen Beziehungserwartungen.
- Sie zielt auf eine Therapie „von innen her". Kind und Eltern sollen spüren können, was sie innerlich an Gedanken und Gefühlen bewegt, was sie aus ihrem Selbsterleben und Selbstkonzept verbannen etc.
- Besondere Interventionsformen, die sich als notwendig und förderlich erweisen, haben nachgeordneten Stellenwert und sollen aus dieser Beziehung heraus erwachsen.
- Diese Beziehung fordert nicht die Planung des therapeutischen Prozesses nach streng wissenschaftlichen Kriterien. Das vielschichtige Leben natürlicher und lebendiger zu machen, ist ihr wichtiger.
- Die Beteiligten sind gleichberechtigte und miteinander verflochtene Teile des gemeinsamen heilsamen Prozesses.
- Die Beziehung ist im Vollzug bereits Therapie.
- In dieser Beziehung passiert Entwicklung durch Verstehen in positiver Wertschätzung und Kongruenz.

2.2 Zur Theorie der Persönlichkeit

Die Persönlichkeitstheorie, die der personenzentrierten Kinderpsychotherapie zugrunde liegt, umschreibt Grundannahmen über den Aufbau und die Wirkweise der Person. Die Grundzüge dieser Theorie sind vor allem von Axline (1947/1972, S. 15ff.) und Goetze und Jaede (1974, S. 36ff.) für die Kinderpsychotherapie sowie u.a. von Rogers (1959/1987) und Linster (1980, S. 182ff.) im Kontext der Erwachsenenpsychotherapie dargelegt worden. Eine differenzierende und kindbezogene Ausarbeitung steht über weite Strecken zwar noch aus, doch sei auf folgende Grundannahmen – auch zum Verständnis der Therapie mit Kurt – akzentuierend hingewiesen:

Das Reifungs- und Wachstumskonstrukt: Dieses postuliert Kräfte, die man nach Axline (1947/1972) als „einen dauernden Trieb zur Reifung, zur Unabhängigkeit und Selbstbestimmung charakterisieren kann" (S. 15). Sind die Lebensbedingungen nicht zu schlecht, so hat das Kind in aller Regel Freude daran, ins Leben hineinzuwachsen (Axline 1947/1972, S. 16). Und wer von uns kennt diese Kinder nicht, wie sie neugierig sind und voller Entdeckungslust, wie sie sich mit den mächtigen Erwachsenen anlegen und wieder versöhnen, wie sie ihren Willen üben in der Auseinandersetzung mit einem Gegenüber und von Versagungen nicht umgeworfen werden, wie sie herrschsüchtig und auch wieder ängstlich sind, wie es sie zum Großwerden drängt, und wie sie die eigenen Fähigkeiten entdecken etc. Diesen Prozeß stellt man sich als einen ständigen Prozeß des Voranschreitens, der Wandlung und Integration vor.

In diesem Prozeß spielt das Selbstkonzept eine ganz zentrale Rolle. Dieses Konstrukt beinhaltet das psychologische System, in dem sich das Konzept/Bild entwickelt, welches das Kind von sich hat. Es wird als organisiert und sich stetig verändernd gedacht. Entwicklungspsychologisch findet ein allmählicher Differenzierungsprozeß des Erfahrungsfeldes und der damit einhergehenden persönlichen Bewertungen statt, und das Selbst reift so durch die Erkenntnis/Einsicht in die eigene Welt heran (vgl. Goetze u. Jaede 1974, S. 40; Linster 1980, S. 183). Unter günstigen Lebensbedingungen entwickelt sich mit aller Wahrscheinlichkeit eine flexible Selbst-Struktur. Konkreter: Das Kind ist offen für neue Erfahrungen. Es vermag diese genau wahrzunehmen, im Bewußtsein zutreffend zu symbolisieren und in sein bisheriges Selbstkonzept zu integrieren. Im Selbstkonzept finden wir bewußtseins- und ich-psychologische Auffassungen wieder, die den Wert des Erfahrens, des Entscheidens, des Erlebens und Akzeptierens der eigenen Person betonen.

Der Gegenpol zur „Offenheit für Erfahrung" ist das Konstrukt „Abwehr". Dieses ermöglicht es dem Kind, in irgendeiner Weise mit Gegebenheiten auszukommen, die bitter und schmerzvoll sind und die es in seinem Selbstkonzept nicht unterbringen kann oder will. Axline (1947/1972, S. 18) sah in solchen Verhaltensweisen oder Mechanismen mangelhafter Anpassung wie Projektion, Verdrängung, Identifizierung, Isolierung oder Kompensation und Tagträumen Versuche des Ichs, die Vorstellung, die es von sich selbst hat, annäherungsweise zu realisieren. Diese und andere Konstrukte wie Verleugnung oder Verneinung beschreiben Folgen von Inkongruenz zwischen Selbst und Erfahrung. Sie stellen zusammen mit den Konstrukten Angst, Verletzbarkeit etc. die Bausteine für die Theorie psychischer Störungen dar.

Bei allem scheint zugleich ein „organismischer Bewertungsprozeß" am Werke zu sein. Dieser bwertet die jeweilige Erfahrung danach, ob sie für den Organismus als befriedigend und für die Selbstaktualisierung als förderlich erfahren wird oder nicht. Dieses Konstrukt postuliert eine „angeborene Weisheit des Körpers": Auf der Leibebene kann zwischen förderlichen und nichtförderlichen Erfahrungen unterschieden werden. Im Laufe der Persönlichkeitsentwicklung kann diese „Weisheit" ausdifferenziert und zunehmend bewußter erfahren werden. Dieses Konstrukt untermauert die ganzheitliche Betrachtungsweise; es tritt zu Kognitionen und Gefühlen hinzu.

Ein weiteres zentrales Konstrukt der Theorie stellt das „Bedürfnis nach positiver Wertschätzung und bedingungsfreier Annahme" dar. Annahme ist, daß es sich hier um ein universales menschliches Bedürfnis nach Wärme, Akzeptiertsein etc. handelt. Entscheidend an diesem Konstrukt ist, daß ein Kind, welches solche Grunderfahrungen machen kann, einen eigenen inneren Bewertungsmaßstab zu entwickeln beginnt und seine Erfahrungen danach bewertet. Es wird so – zusammen mit einer sich entwickelnden positiven Einstellung zu sich selbst – wichtigste Bezugsperson für sich selbst. Abermals zeichnen sich hier die Entfaltung von Autonomie und Person-Selbstwerden ab.

Schließlich ist beim Kind noch ein „Bedürfnis nach Verstandenwerden" anzunehmen. Dieses Konstrukt berücksichtigt z. B. solche Beobachtungen, daß ein Kind, welches sich verstanden fühlt, sein aggressives Potential nicht destruktiv einzusetzen pflegt.

Und der beste Ausgangspunkt zum Verständnis der Person des Kindes und seines Verhaltens wird im „inneren Bezugssystem" des Kindes gesehen (Goetze u. Jaede 1974, S. 40). Dieses Konstrukt fordert uns auf, das Kind so wahrzunehmen, wie es sich selbst wahrnimmt. Dies impliziert u. a., das Kind nicht von einem Außenstandpunkt her zu beurteilen.

Im Kontext des Verstehens spielen wiederum Gefühle eine bedeutende Rolle. Gefühle („feeling, experiencing a feeling") enthalten eine kognitive und eine emotionale Komponente: die Emotion und die (kognitive) Bedeutung, die dieser Emotion im Erfahrungsfeld zugeschrieben wird. Gefühle sind somit emotional gefärbte Erfahrungen zusammen mit der persönlichen Bedeutung, die diese für das Kind haben (vgl. Linster 1980, S. 183). Das hat Konsequenzen für die praktische therapeutische Arbeit, wie wir noch sehen werden. Gefühle begleiten ganz wesentlich den Austauschprozeß zwischen Person und Umwelt (Goetze u. Jaede 1974, S. 40).

Mit diesen und anderen Konstrukten entwickelt die Persönlichkeitstheorie eine Vorstellung davon, welche Kriterien erfüllt sein müssen, damit eine Person als psychisch gesund/funktionsfähig gelten kann. Sie zeigt zugleich auf, was gegeben sein muß, damit psychische Gesundheit gedeihen kann. Und damit macht die personenzentrierte Kinderpsychotherapie ernst.

2.3 Zur Störungstheorie

Die Frage, wie das aggressive Kind so geworden ist, wie es ist, umfaßt in personenzentrierter Sicht eine Reihe von Aufgabenstellungen.

Zunächst gilt es, die Störung bzw. das Symptom „Aggression" zu definieren. An Definitionsversuchen mangelt es nicht (u. a. Bakwin u. Bakwin 1968; Schmidtchen u. Schlüter 1980; Johnson u. Fennell 1983), doch muß Just (1982) das Fehlen einer einheitlichen Definition und Theorie beklagen. Dennoch scheint – eher pragmatisch – weitgehend

Übereinstimmung darin zu bestehen, daß aggressives Verhalten im kindertherapeutischen Kontext vor allem durch folgende Merkmale gekennzeichnet ist:

Es ist eine Verhaltenssequenz, die stets auf das Zufügen eines Schadens gerichtet ist (Just 1982, S. 149). Nach den umgangssprachlichen Umschreibungen, die wir z.B. von Eltern und Lehrern geliefert bekommen, sind es Kinder, die u.a. mit anderen Kindern ständig in Streit liegen, die fast rücksichtslos draufschlagen oder treten, andere beleidigen oder gewaltsam eigene Bedürfnisse durchzusetzen versuchen. Des weiteren geht die Aggression einher mit einer intensiv ausgeprägten Betroffenheit des Aggressors (Just 1982, S. 149). Nach eigenen Eindrücken scheinen aggressive Kinder vorwiegend in einer „geladenen Stimmung" zu leben; sie müssen immer irgendwie kämpfen, und das nicht nur mit Fäusten, sondern auch mit Rückzug, Grollen, Beleidigtsein und Sichverweigern. Aggressivität beinhaltet dazu eine relativ überdauernde Bereitschaft zu aggressiven Verhaltensweisen (Just 1982, S. 149). Selbst im Spiel scheint das aggressive Kind immer in Gefahr zu sein, aus dem Spiel gleichsam „herauszufallen" und ernst zu machen; ohne jegliche Vorwarnung fängt es an zu boxen oder zu spucken oder die Spielsachen ganz für sich zu beanspruchen. Hier zeigen sich denn auch enorme aggressive Phantasieinhalte. Alles deutet darauf hin, daß die aggressiven Handlungen selbst nur etwas recht Vordergründiges sind; in aller Regel stellen sie einen Hinweis auf eine erhebliche Konfliktlage in der motivationalen, affektiven und sozialen Dimension der kindlichen Persönlichkeit dar (Just 1982, S. 150). Schließlich werden die aggressiven Verhaltens- und Ausdrucksweisen von der Umwelt des Kindes ohne Einschränkung als störend, belastend, negativ und untragbar beurteilt. Die relevanten Bezugspersonen fühlen sich zumeist hilflos; sie stoßen auf die Grenzen ihrer Macht und Einflußnahme. Einer Anmerkung von Johnson u. Fennell (1983, S. 476) zufolge sollte solches aggressives Verhalten des Kindes nicht auf die leichte Schulter genommen werden.

Bereits in differentialdiagnostischer Absicht empfiehlt es sich, die Aggressionen mit klinischer Relevanz abzugrenzen von der „gesunden Aggression" des Kindes, mit der es sich z.B. gegen eine allzu große elterliche Bevormundung zur Wehr setzt. Und sie sind abzugrenzen von der „natürlichen Aggression", die sich im Zuge des Heranwachsens und Hineinwachsens in die Welt einstellen und entwicklungspsychologisch festmachen lassen. Diese – wenn man so will – „Reifungs"-Aggressionen sind ein Zeichen dafür, daß das Kind gesund ist. Der Therapeut sollte sie kennen und ebenso ihre Bedeutung für die Entwicklung der Kinder, um so besser abschätzen zu können, wann eine Aggression Störungswert hat.

Manchmal ist es nicht leicht, diese Abgrenzungen vorzunehmen. Diese Arbeit erfordert neben fundierten entwicklungspsychologischen Kenntnissen auch eine gute Portion gesunden Menschenverstand. Und ich lasse dabei auch meine Erfahrungen und meine Theorie, wie Aggressionen entstehen und Wachstumsblockierungen von irgendeinem Punkt an Störungsqualität erhalten können, zum Tragen kommen.

Die Identifizierung der Aggressionsproblematik und die Indikationsentscheidung blieben unvollkommen, wenn nicht zugleich die Frage nach der Verursachung gestellt würde. Konkret gilt es abzuklären, ob die aggressive Problematik emotional oder beziehungsbedingt und/oder durch eine hirnorganische Schädigung – welcher Art und welchen Ausmaßes auch immer – mitbedingt ist; entsprechend anders sind nach Just (1982, S. 179) die therapeutischen Interventionen zu modifizieren. Diesem Problemfeld neurobiologisch indentifizierbarer Grundlagen von aggressiven Fehlentwicklungen soll hier nicht weiter nachgegangen werden.

Die bloße Beschreibung der manifesten und klinisch relevanten Aggression reicht aber nicht aus, um kinderpsychotherapeutisch sinnvoll – und das heißt auch theorie- und hypothesengeleitet – zu arbeiten. Sie gibt noch keinen Hinweis auf Ursache und Bedeutung der Aggression im Lebens-, Familien- und Konfliktzusammenhang und auch nicht darauf, worauf der Schwerpunkt der Behandlung zu legen ist etc. Die Fragen fangen jetzt erst an. Diese lassen sich wie folgt akzentuieren:

Was ist denn eigentlich und wirklich gestört – die persönlichkeitstheoretischen Konstrukte, deren „Nährboden“ oder die Beziehungsangebote an das Kind? Wie sehen diese Störungen jeweils aus? Welches Ausmaß müssen diese Störungen annehmen, damit sich aggressive Fehlentwicklungen in Gang setzen? Welchen Entwicklungszeitraum benötigen diese Prozesse? Wie wirken sich Beziehungsstörungen auf die Arbeitsweise von persönlichkeitstheoretischen Konstrukten aus? Welche Ursachen – außer einem gestörten „Nährboden“ oder einer gestörten Beziehung – liegen aggressiven Fehlentwicklungen möglicherweise noch zugrunde? Wie sehen – im Kontext des Abwehrkonstrukts – die Abwehrhaltungen des Kindes aus, und was muß das aggressive Kind abwehren und was vielleicht auch nicht? Dies ist auch die Frage danach, welche Formen defensiver/desorganisierter Wahrnehmungs-, Verhaltens-, Gefühls- und Beziehungsstrukturen sich beim aggressiven Kind identifizieren lassen.

Diese und ähnliche Fragen haben in der personenzentrierten Kinderpsychotherapie und in ihren Vorläufermodellen insgesamt nur sehr wenig Aufmerksamkeit gefunden. Und das dürfte wohl mehrere Gründe haben: Zum einen hat sich diese Kindertherapieform vorrangig mit dem Veränderungskonzept befaßt und darüber die Arbeit an der Persönlichkeitstheorie ziemlich vernachlässigt. Wahrscheinlich als Folge davon wurde es auch versäumt, stärker entwicklungspsychologische Erträge als Verständnishilfen heranzuziehen. Des weiteren widmete sie sich mehr dem Gesunden und Wachsen – und das auf dem Boden der zwischenmenschlichen Dynamik. Da schien es konsequent zu sein, auf die Entwicklung einer individuellen Störungslehre zu verzichten, die das Gestörtsein des Kindes im mangelhaften Funktionieren der kindlichen Persönlichkeit ansiedelt.

An klinischen Störungsbildern wie Enuresis, Stottern oder auch Aggression interessieren sie u. a. mehr folgende Fragen: Auf welche Weise und in welchem Ausmaß behindert die psychische Störung die Persönlichkeitsentwicklung? Wie hängt die Störung mit der ganzen Person zusammen? Statt eine Störung in die Dimension des Mehr oder Minder zu bringen, tritt die Gestaltung der therapeutischen Beziehung in den Vordergrund. Und nosologische Krankheitseinheiten interessieren sehr viel weniger als die Entwicklung des Selbstkonzeptes des Kindes.

Die Aussagen zu den aufgeworfenen störungstheoretischen Fragen fallen zwangsläufig bescheiden aus. Nehmen wir zur Kenntnis, daß die personenzentrierte Störungstheorie bisher wenig fest umrissene und wissenschaftlich fundierte Begriffe zustande gebracht hat. Soweit bei Kindern mit aggressiven Fehlentwicklungen Ergebnistrends erkennbar werden, zentrieren sich diese vor allem um die beiden zentralen Konstrukte „Reifungs- und Wachstumsimpuls“ und „Selbstkonzept“.

Auf die generelle Störanfälligkeit des Konstruktes „Reifungs- und Wachstumsimpuls“ hat bereits Axline (1947/1972, 1969) wiederholt aufmerksam gemacht. Dieses scheint bei aggressiven Kindern durch eine Reihe von Mangelerfahrungen gestört bzw. behindert zu werden, die sich zu einem charakteristischen Ursachenbündel verdichten:

1) Die Eltern vermitteln ihren Kindern allzuwenig oder zu wenig glaubwürdig das Gefühl und die Gewißheit, daß sie dazugehören, willkommen sind und bejaht werden.

2) Beiden Elternteilen fällt es in aller Regel sehr schwer, sich in die innere Welt des Kindes, in seine Phantasie, in sein Spiel und in seine Gefühle hineinzuversetzen und so zu fühlen und zu verstehen, wie das Kind fühlt und versteht. Der Mangel an Empathie zeigt sich besonders kraß bei den Aggressionen des Kindes. Hier sind die Eltern – wie vor allem Baruch (1949) in ihrem Entwurf einer personenzentrierten Pädagogik herausstellt und beklagt – vorwiegend mit der Eindämmung der aggressiven Aktionen befaßt und übersehen die Innenseite, das Sich-schlecht-Fühlen des Kindes und das, was das Kind mit seiner Aggression eigentlich „sagen“ will; und in diese Gefühle aber müssen die Eltern hineingehen (S. 5–6).

3) Das aber scheint wiederum für Eltern mit aggressiven Kindern ziemlich problematisch zu sein. Denn die Aggression des Kindes, vor allem wenn sie auf die Eltern selbst gerichtet ist, konfrontiert diese oft ganz massiv u. a. mit ihrer eigenen Hilflosigkeit oder mit den Aggressionen,

Enttäuschungen und Verletzungen, die sie selbst in ihrer eigenen Kindheit von ihren Eltern hinnehmen mußten. Darauf gestoßen zu werden, dürfte nicht angenehm sein. Und es scheint auch nicht selbstverständlich, sich mit der eigenen Kindheit und mit den eigenen Eltern zu versöhnen. Beides aber, die Einfühlung in die eigene Kindheit und die Versöhnungsarbeit, sind vermutlich wesentliche Voraussetzungen für die Entwicklung der eigenen empathischen Fähigkeiten.

4) Eltern aggressiver Kinder geben – so ist es mein Eindruck – ihre eigenen erlittenen Beziehungsstörungen unvermittelter an ihre Kinder weiter und verunsichern diese dadurch ganz erheblich. Oftmals scheinen die Kinder gar nicht so recht zu wissen, ob sie es mit ihren realen Eltern zu tun haben oder ob sie etwas „abbekommen", was mit ihnen, den Kindern, nicht viel zu tun hat. Festhalten läßt sich jedenfalls, daß sich beide Elternteile oft als reale Personen entziehen, indem sie z. B. die Übernahme der Elternrolle verweigern, ihm notwendigen Schutz und Sicherheit versagen, ihm klare Grenzsetzungen vorenthalten und ihre eigenen Gefühle verbergen, weil diese Angst machen, nichts wert sind oder nicht zählen.

5) Für die Kinder kommt erschwerend hinzu, daß die Eltern versuchen, sie auf der einen Seite „klein" zu halten, auf der anderen Seite aber zugleich fordern, stark, durchsetzungsfähig und hart zu sein. Manche Eltern scheinen es gar nicht ungern zu sehen, wenn ihr Kind für diesen Zweck eben auch aggressive Mittel einsetzt.

6) Weiterhin fällt auf, daß die Eltern das natürliche Wachstumspotential des Kindes (incl. Wissensneugier, Lernhunger, spezielle Interessen und Begabungen, Spiel) viel zu wenig unterstützen und fördern.

7) Und nicht zuletzt scheint mir bemerkenswert, daß Eltern aggressiver Kinder ihre eigenen Aggressionen oftmals nicht im Griff haben und diesen – impulsiv und unberechenbar – freien Lauf lassen. Diesen Eltern mangelt es nach einer empirischen Studie von Letourneau (1981) erheblich an Empathie. Und sie sind an dem Aufkommen aggressiven Verhaltens ihres Kindes erneut mitbeteiligt, indem ihr eigenes aggressives Verhalten mit großer Wahrscheinlichkeit für ihre Kinder Modellcharakter hat oder diese frustriert. Mit Bakwin u. Bakwin (1968, S. 424) und mit Scobel (1983, S. 190) müssen wir ferner davon ausgehen, daß Erwachsene mit ihrer gesprochenen Sprache immer auch ihre eigenen innerpsychischen Motivationen und Einstellungen und somit auch ihr Ja zu aggressiven Haltungen und Verhaltensweisen den Kindern vermitteln.

Diese aufgeführten Aspekte sind mir in der Arbeit mit aggressiven Kindern und deren Eltern besonders aufgefallen. Sie stellen in diesem Problemfeld einmal mehr die Bedeutung der Eltern-Kind-Beziehungen heraus. Sie führen mir vor Augen, daß Aggressionen, die tief sitzen, wohl auch eine lange Entwicklungsgeschichte aufweisen. Es sind Beobachtungen an Klienten in meiner Praxis; insofern sind sie zugegebenermaßen subjektiv und nicht repräsentativ. Ich habe sie in personenzentrierter Haltung gewonnen und schließe nicht aus, daß sich aus einer anderen theoretischen Perspektive heraus auch andere Ergebnisse oder Gewichtungen einstellen. Meine Eindrücke und Erfahrungen stimmen in Teilen mit den in der Literatur vorfindbaren Erklärungstheorien und -modellen zur Aggression überein. Ihre Vielfalt zeigt einmal mehr, daß aggressive Fehlentwicklungen als komplexe Störung nicht auf eine Theorie oder auf einen schmalen Ursachenstrang reduziert werden können (vgl. Just 1982, S. 150). Überblicke über die verschiedenen theoretischen Positionen geben u. a. Bandura (1973), Petermann u. Petermann (1978), Johnson u. Fennell (1983). Just (1982, S. 150) führt 11 Bedingungsvariablen auf, die das aggressive Verhalten wesentlich mitbestimmen können. So begrüßenswert diese erklärungstheoretischen Bemühungen auch sind, sie lassen den Praktiker vielfach allein, indem sie entweder nur einen Aspekt als zentral hervorheben oder lediglich Bereiche aufzählen, in denen es sich nach Ursachen von Aggressionen zu forschen lohnt.

Die Vermutung liegt nahe, daß die Mangelerfahrungen, die das dynamische Streben nach Wachsen und Selbstaktualisierung erschweren oder behindern, auch jene Bedingungen sind, an die die Entwicklung des Selbstkonzeptes des Kindes geknüpft ist. Folgende Fragen mögen verdeutlichen, worum es hier geht: Mit welchem Selbstkonzept (Bild/Verständnis von sich selbst) müssen aggressive Kinder leben? Was muß das aggressive Kind erleben, und was darf es nicht erleben? Welche Möglichkeiten hat das aggressive Kind, Erfahrungen und Gefühle dem Selbsterleben vorzuenthalten? Welche Gefühle entspringen dem unterbundenen Selbsterleben? Im Kern geht es um den Zusammenhang zwischen dem Selbstkonzept und der Art und dem Ausmaß des Verstanden-, Wahrgenommen- und Angenommenwerdens durch die Beziehungspersonen des Kindes. Insbesondere die Entwicklung und Veränderung (durch Psychotherapie) des Selbstkonzeptes können als Kriterien für wirklich meßbare psychische Entwicklung und Veränderung (durch Psychotherapie) angesehen werden.

Ich kann hier kein Modell der kindlichen Selbstkonzept-Entwicklung vorlegen. Folgende generelle Aussagen lassen sich aber treffen: „Was vom eigenen Erleben ein Kind als zu sich selbst gehörend unbedingt wertschätzen darf, womit es sich gut fühlen darf, bestimmen die frühen Bezugspersonen, indem sie solchem Erleben verstehend und unbedingt wertschätzend als einem Erleben des Kindes als eigenständiger Person begegnen“ (Biermann-Ratjen 1985, S. 112). Und es gilt entsprechend: „Alles Erleben des Kindes, dem die frühen Bezugspersonen mit Unverständnis, bedingter Wertschätzung und eigenem (meist unbewußtem) Interesse (d. h. inkongruent) oder Desinteresse begegnen, erlebt das Kind nicht als gut und wird nicht Teil des Selbsterlebens des Kindes, sondern bedrohliche Quelle von Spannung und Angst, mit der nach Möglichkeit jeder Kontakt vermieden wird« (Biermann-Ratjen 1985, S. 112–113).

Was aggressive Kinder beschäftigt, was sie innerlich wirklich bewegt, was Bestandteil ihres Selbsterlebens ist und was davon mehr oder weniger ausgeschlossen wird, muß ich aus dem erschließen, worüber Kinder und Eltern reden und spielen. Da erfahre ich dann viel Externales, was den Kindern nur zu gut bewußt ist. Sie wissen um ihre täglichen Streitereien und Wutausbrüche und darum, daß sie damit anecken und stören. Sie wissen um ihren Respekt vor körperlich stärkeren und entschlossenen Kindern; trotzdem legen sie sich mit ihnen an. Sie wissen darum, daß sie Anweisungen und Verbote seitens Erwachsener geflissentlich überhören und diese dadurch zur Weißglut bringen können. In den Therapiestunden erlebe ich viel Powern. Wenn ich nicht gleich spure, bekomme ich viel Strenge, Härte und Unnachsichtigkeit zu spüren; ich werde dann oft ausgeschimpft, angeschrien und bloßgestellt. Ich sehe, daß sie Frustrationen kaum gut ertragen können. Ich sehe bei ihnen viel Kraft, wenn sie z.B. ihren Willen durchzusetzen versuchen; ich sehe aber auch wenig Bereitschaft und Mut, von einem Weg oder einer Idee abzulassen, die nicht so erfolgversprechend sind. Und es scheint, daß sie bei allem auch noch gegen sich selbst anzukämpfen haben; eine Art Selbstverweigerung, ihren positiven Erfahrungen und Gefühlen zu folgen, scheint ihnen eigen zu sein. In verschlüsselter und polarisierender Form bieten sie mir Themen an, die in ihren Spielen wiederholt „ins Spiel" gebracht werden: Gerechtigkeit – Ungerechtigkeit, Macht – Ohnmacht, Jagen – Gejagtwerden, Töten – zum Leben erwecken, Einsamkeit – Anlehnungs- und Liebesbedürfnis, Erwachsenseinmüssen – regressive und auch erotische Wünsche. Die Kinder zeigen mir aber auch – freilich nur in sehr flüchtigen Momenten –, wie sehr sie ihre Traurigkeit, Einsamkeit, Angst und Freudlosigkeit sehr wohl bewußt und betroffen erleben können. Oftmals bin ich nicht wenig darüber überrascht, daß sie sich beim Überschreiten von Regeln/Grenzen ohne Umschweife zu steuern vermögen, wenn ich diese Grenze entschieden vertrete, sie begründe und sage, was sie mit mir zu tun hat.

Auf diesem Hintergrund und aufgrund der obigen Mangelerfahrungen verdichten sich – nicht zuletzt auch auf dem Boden eigener lebensgeschichtlicher und Supervisions-Erfahrungen – in meinem Erleben Bilder, Phantasien und gedankliche Vorstellungen, wie ich aggressive Kinder erlebe, wie sie sich über weite Strecken wohl fühlen dürften: überflüssig, abgehängt, innerlich gekündigt, wenig geliebt, unverstanden, allein gelassen und ohne warmes und sicheres Nest, ständig in Kampf- und Verteidigungsstimmung, verunsichert. Vor allem Angst, die sie als schwach und wertlos erscheinen lassen könnte, aber auch das Ungeliebtsein und eine drohende Trennung von den Eltern scheinen sie aus ihrem Erleben weitgehend zu verbannen. Sie sagen mir auch, verschlüsselt und z.T. ganz direkt, daß sie gerecht behandelt werden möchten, daß sie dazugehören und geachtet werden möchten, daß sie sich Eltern wünschen, die ehrlich sind und sie verstehen. Der Aufbau einer sicheren Identität ist für sie wahrscheinlich ziemlich schwierig. Wie sollen sie das alles in ihrem Selbstkonzept unterbringen können. Axlines (1947/1972, S. 59) Ausführungen lassen sich so lesen, daß Kinder sich von solchen Spannungen durch aggressives Verhalten zu befreien versuchen. Und nicht nur das, wie mir scheint. Sie kommen vermutlich zusätzlich noch in eine schwierige Lage, indem sie sich weigern, andere zu verstehen und verstanden zu werden, andere zu akzeptieren und selbst akzeptiert zu werden. Dies sind jedenfalls meine nachhaltigen Eindrücke aus Anfangsphasen von Therapien mit aggressiven Kindern. Theoretisch gewendet ließe sich die Annahme vertreten, daß durch die aufgeführten Mangelerfahrungen, sofern sie von genügend langer Dauer sind, auch die entsprechenden Bedürfniskonstrukte bzw. die Entwicklung von Grundhaltungen (wie Empathie, positive Wertschätzung etc.) beim Kind Schaden nehmen können. Und ein weiterer Eindruck: In Familien mit aggressiven Kindern wird offensichtlich reichlich gestritten. Dennoch scheint bei ihnen das Motto vorzuherrschen: „Wir streiten uns lieber, als daß wir krank werden." Und in der Tat: Ich kenne viele aggressive Kinder, die körperlich ausgesprochen robust und kaum anfällig für z.B. psychosomatische Erkrankungen sind. So läßt sich postulieren, daß sie ihre Aggressionen eher offen und konflikthaft austragen; sie vermögen ihre Aggression weniger als konstruktive Kraft in ihr Selbstkonzept zu integrieren und den im Selbstkonzept angesiedelten Ich-Funktionen zu unterstellen.

In der einschlägigen Literatur ist wiederholt die Frage aufgeworfen worden, was die aggressiven Handlungen eigentlich bedeuten bzw. repräsentieren. Haworth (1964, S. 158) weist allein schon bei den aggressiven Aktionen auf der Ebene des symbolischen Spiels auf eine vielschichtige Bedeutungs- und Funktionspalette hin (feindselige Regungen gegen andere; Angst davor, selbst zur Zielscheibe von Aggressionen zu werden; Identifikation mit dem Angreifer oder mit dem Opfer; Verarbeitung traumatischer Erlebnisse etc.). Und jedem von uns dürfte aus der Alltagserfahrung geläufig sein, daß ein Wutausbruch sehr verschiedene Bedeutungen haben kann und Kinder ihre Aggression zu vielfältigen Zwecken einzusetzen vermögen. Dieses Spektrum reicht vom sekundären Lustgewinn (z.B. Erhalt eines Spielzeugs) über die Entladung unerträglicher Frustrationen bis hin zur Aggression, die im Dienst des Abwehrkonstrukts steht. Über die verschiedenen Konfliktsituationen hinweg und in personenzentrierter Perspektivnahme vermag ich an der Aggression aggressiver

Kinder insbesondere zwei Aspekte zu erkennen: die enorme Wut des Nichtverstandenwerdens und die Manifestation eines Lebenswillens, der sehr stark sein muß.

Schließlich bleibt noch anzumerken, daß im Umfeld der aggressiven Symptomatik in aller Regel weitere Probleme auftauchen wie Lügen, Schulschwierigkeiten etc.

Diese störungstheoretischen Betrachtungen lassen eine erste Formulierung von Zielvorgaben für die personenzentrierte Psychotherapie bei aggressiven Kindern zu, u.a. Wiederherstellung der Eltern-Kind-Beziehung; Verstehen der inneren Welt des Kindes und Vermittlung dieses Verständnisses an die Eltern; Förderung des Reifungs- und Wachstumsimpulses; Erweiterung des Selbstkonzeptes/Selbsterlebens (reifere Auseinandersetzung mit Aggressionen etc.); Verstehen der Aggressionen des Kindes; Rekonstruktion der Kindheitsgeschichten der Eltern (falls gewünscht und möglich).

Die personenzentrierte psychotherapeutische Arbeit mit aggressiven Kindern setzt allerdings voraus, daß diese sich auf essentielle Grundbedingungen dieser Therapieform einlassen können: Sie müssen das Beziehungsangebot annehmen, ein mit Ich-Funktionen hinreichend ausgestattetes Selbstkonzept und ein gewisses Maß an Beziehungsfähigkeit zu sich selbst mitbringen. Die Feststellung, daß die Aggression des Kindes psychogener Natur ist, stellt noch keine Indikation für eine personenzentrierte Kinderpsychotherapie dar.

2.4 Die Therapietheorie im Dienste der Persönlichkeitstheorie

Die personenzentrierte Therapietheorie beschreibt typische Grundhaltungen und Aufgabenstellungen, die den personenzentrierten Kinderpsychotherapeuten ausmachen. Dieses Veränderungskonzept macht ernst damit, das enorme Potential des Kindes zur Selbsterkenntnis, zur Entwicklung und Erweiterung des Selbstkonzeptes freizusetzen und dem Reifungs- und Wachstumsimpuls Raum zu geben. Bereits die klassischen von Axline 1947 erstmals formulierten acht Therapiebedingungen dienen zuallererst diesen Zwecken. Mit solchen Therapiebedingungen wie „Bedingungslose Annahme des Kindes“, „Gewährenlassen“, „Das Kind weist den Weg“, „Verstehen und Reflektieren von Gefühlen“ etc. hilft der Therapeut dem Kind, daß es seinen eigenen Erfahrungsprozeß nicht (länger) ignoriert, daß seine wahren Gefühle – vor allem wichtigen Beziehungspersonen gegenüber – ins Bewußtsein dringen können und nicht abgewehrt werden müssen, daß es mit seinen eigenen Gedanken denken und mit seinen eigenen Gefühlen fühlen kann, daß es eigene Autonomie wagen und Vertrauen zu sich selbst gewinnen kann.

Axline (1947/1972) hatte ein funktionales kindertherapeutisches Modell entworfen: Sofern bestimmte Bedingungen auf seiten des Therapeuten und des Kindes gegeben sind, kommen beim Kind therapeutische Prozesse in Gang, die ihrerseits konstruktive Veränderungen in Persönlichkeit und Verhalten des Kindes bewirken können.

Das ursprüngliche Veränderungskonzept ist zwischenzeitlich erweitert, ausdifferenziert und modifiziert worden. Überblicke liegen vor von Dorfman (1951/1973), Axline (1964, 1971), Graham (1975), Jaede (1975), Goetze u. Jaede (1978), Haselbacher (1982), Kemper (1985), Kluge u. Pick (1986).

Im folgenden will ich aus diesem Bedingungsbündel einige wenige Aspekte akzentuieren, die mir in der therapeutischen Arbeit mit aggressiven Kindern wichtig geworden sind.

Bei der Therapiebedingung „Positive Wertschätzung und bedingungslose Annahme“ kommt es mir vor allem darauf an zu zeigen, daß ich mich von dem Kind durch noch so hartnäckige Ablenkungs- und Abschrekkungsmanöver nicht abhängen lasse, daß ich eine enorme Geduld habe und für es eintrete, ohne seine Autonomie einzuschränken. Vermutlich vermittle ich dem Kind allein schon auf diese Weise, daß ich es mit seiner ganzen Wut und mit seinen inneren Verletzungen nicht allein lasse und mehr seine Person sehe und nicht die aggressive Aktion allein. Ich zeige ihm so auch etwas von meiner Stärke, die es nicht unterdrückt, ihm vielleicht aber Sicherheit verleihen kann (ich borge diese ihm gleichsam).

Das aggressive Kind tritt in aller Regel zunächst mit der ganzen Wucht seiner Aggression in der Therapie an. Ich kenne das Kind noch nicht. Das einzige, was es mir präsentiert, sind seine Aggressionen. Und auf diese richtet sich zuallererst meine Empathie (einfühlendes Verstehen; von Axline 1955 in die nicht-direktive Spieltherapie eingebracht). Ich versuche das Kind in seinen Aggressionen zu verstehen, indem ich mich in seine phänomenale und subjektive Welt, in seine inneren Erfahrungen hineinversetze bzw. darin, was es für es bedeutet, von seinen Beziehungspersonen wenig Verständnis etc. erfahren zu haben. Ich sehe zwar seine aggressiven Aktionen gegen mich, seine Eltern und Sachen, wie auch im symbolischen Spiel. Mir ist aber wichtiger zu begreifen, welche persönliche Bedeutung die jeweilige aggressive Attacke für das Kind hat, welche anderen Gefühle durch die aggressiven Gefühle ausgelöst werden und wie das Kind damit umgeht, welche Gefühle durch unterbundenes Selbsterleben mobilisiert werden. Anfangs ist das sehr schwierig, denn das „Eigentliche“ verbirgt sich beharrlich hinter den aggressiven Aktionen oder hinter dem, was das Kind von sich zu fühlen und über sich zu sprechen und denken gelernt hat. Oft stehe ich „im Nebel“ und verstehe gar nichts. Ich respektiere, wenn das Kind nicht verstanden werden will (u. a. zu erkunden via Probeverbalisierungen) und halte mich dann auch sehr zurück, es verstehen zu wollen. Ich beschäftige mich dann mit mir selbst (was die Aggressionen des Kindes bei mir auslösen, Erinnerungen an früher etc.) und damit, was das Kind mit mir macht. Es tauchen Bilder und Phantasien auf: Das Kind steckt mich in den „Keller" oder schickt mich ins „Unwetter" hinaus. Es ist, als wenn es mir so vermittelt: „Siehst du, so geht es mir." Und ich bin damit beschäftigt, dafür zu sorgen, daß wir es im Spielzimmer aushalten können. Mir wird klar, daß Empathie keine systematisch einsetzbare therapeutische Intervention ist. Diese Wegstrecke will ich nicht überstehen, ich will sie durchleben. Das ist wichtig. Dann bin ich wach für den Zeitpunkt, der in aller Regel und oft unauffällig kommt, an dem das Kind mich „einlädt", zu seinen Aggressionen dazuzukommen. Das kann so aussehen, daß es mich nicht boxt, sondern ich mit ihm boxen soll; oder wir beide boxen gegen die Wand. Und an der Art, was ich da und wie ich das mache, kann ich viel von dem spüren, ob und was ich vom Kind einfühlend verstehe: Die Schnelligkeit, mit der ich boxe, drückt aus, wie groß das innere Tempo des Kindes ist; der Grad meiner Aufmerksamkeit gibt mir einen Hinweis darauf, wieviel Beachtung das Kind jetzt möchte etc. Erst wenn diese beiden Schritte getan sind, daß es sich nicht allein gelassen sieht und Vertrauen zu mir gewonnen hat und ich zu seinen Aggressionen dazukommen darf, scheint der Zugang zu seinem Erleben und zu seinen wirklichen Gefühlen offen zu sein. Dann sehe ich mich aufgerufen, mich mit dem zu befassen, was sich mit den äußeren aggressiven Handlungen eigentlich verbindet. Was ich dann sage oder tue, erwächst aus der Empathie. Oft sind es schlicht begleitende Bemerkungen (was ich an bewußtseinsnahen Gefühlen beim Kind wahrnehme u.ä.), aber auch weiterführende Kommentare gebe ich ab („Gegen wen kämpfen wir eigentlich?"; „Brüll es laut raus, es sollen alle hören" oder „Was macht dich so wütend?" etc.). Ich sage dem Kind, daß das, was es bei seinem Zorn erlebt und fühlt, wichtig ist. Ich kann ihm u.U. auch sagen, wie es sein Gefühl verbirgt. Als günstig hat es sich erwiesen, dieses Hineingehen in sein Erleben in eine Spielform zu kleiden: „Ich sage dir immer, was ich denke und fühle." Oder: „Wenn ich du wäre, dann denke ich, daß du..." Dies alles sind Möglichkeiten der empathischen Reflektion; es gibt ihrer viele (u.a. Anthony 1964, S. 118; Kemper 1982, S. 49ff.). Sie lassen sich in dem Maße verwirklichen, in dem das Kind (äußerlich und innerlich) zur Ruhe kommt und sich „aufbaut". Es phantasiert im Tarnkappenspiel seine Macht oder spielt den mächtigen König. Oder es erkundigt sich – scheinbar ganz beiläufig – wie ich mich in einer gefährlichen Situation verhalten würde und vergewissert sich wohl auf diese Weise, wie zuverlässig und umsichtig ich bin oder ob ich Fehler mache.

Dann schimmern nach und nach auch die anderen Seiten durch: das

Zarte und Liebevolle, das aggressiven Kindern auch zu eigen ist, ihre regressiven Bedürfnisse. Diese Seiten fördere ich ganz aktiv (durch Bereitstellen von Babyflasche mit warmer Milch etc.); denn hier wird frühen nicht zugelassenen Beziehungen zwischen Mutter und Kind stattgegeben. Kommt die Mutter noch dazu, so arbeiten wir ganz unmittelbar an der Wiederherstellung der Mutter-Kind-Beziehung. Diese dürfte kaum ersetzbar sein. Was die Mutter – diesmal positiv – tut, wird vom Gefühl des Kindes aufgenommen. Worte stören da fast. Was sich hier als Spiel angelassen hat, wird unversehens zur Wirklichkeit.

Am Spiel möchte ich aus personenzentrierter Sicht vor allem folgende Aspekte hervorheben: Ich setze mich dem Spielfluß aus und verstecke mich nicht hinter Regeln. So komme ich am ehesten mit dem Erleben und den Phantasien des Kindes in Berührung, und wir können uns im Spiel begegnen. Nach meinen Beobachtungen scheint es drei Spielphasen beim aggressiven Kind zu geben. In einer ersten Phase herrschen Wettkampf- und aggressive Spiele vor, in denen es „Dampf" abläßt. Davon bekomme ich einiges ab. Ich achte darauf, daß es dies ohne Angst und Schuldgefühle tun kann und gebiete – falls notwendig – Einhalt. Meine Phantasie kreist um das Thema, wie ihm wohl „mitgespielt" wird. Was ich an deutlichen Gefühlen erkennen kann, spreche ich an; eine Antwort erwarte ich nicht. Ich verweise auch auf die Kraft, die ich hinter seinen Aktionen spüren kann. In diese Spiele, die viel Stereotypes, Herumfuchteln und Einzelspiel (das Kind spielt an mir vorbei, mir wird „mitgespielt") enthalten, mischen sich bereits erste themenbezogene Spiele (Macht vs. Ohnmacht) ein. Mir fällt auf, daß dies Spiele sind, bei denen das Kind aus der Art meines Mittuns herauszufühlen scheint, ob ich und was ich von ihm einfühlend verstehe. An diesen Stellen spüre ich etwas von der Empathie des aggressiven Kindes. In einer zweiten Spielphase werden die Spiele ruhiger, besinnlicher, und wir kommen z.T. richtig ins Gespräch. Es gibt hier auch ganz stille Spiele, in denen das Kind in sich versunken ist und vermutlich Kontakt zu seinen tieferen Schichten aufnimmt. Das Spiel gewinnt an Konturen und wird phantasievoller ausgestaltet. Mein Eindruck ist, daß diese Spielphase vor allem mit zwei Faktoren zusammenhängt: Einmal mit der Gewißheit beim Kind, daß es sein „Spielraum" ist, in dem niemand hineinredet. Und zum zweiten ist es fähig geworden, deutlicher zwischen Spiel- und Realwelt zu unterscheiden. Das Kind kämpft und rauft auch weiterhin herum, es geht aber z.B. mit mir schonender und schauender um. In einer dritten Spielphase werden die Themen aufgegriffen und weitergeführt, die das Kind in vorhergehenden Therapiestadien anklingen ließ (u.a. gerecht vs. ungerecht; töten vs. lebendig machen). Das Kind breitet seine Phantasien (beim Bauen, im Puppenspiel, beim imaginativen Rollenspiel etc.) vor mir aus, und es gibt viele Möglichkeiten, was ich dann tun kann: ich bin einfach still, schaue zu und phantasiere für mich mit; ich agiere mit, entsprechend den Weisungen des Kindes; ich lasse das Kind die Phantasien ausleben, bis sie sich erschöpfen; ich stelle behutsam erste Verbindungen mit dem Alltag des Kindes her; ich verweise auf die Realität, um so ein Phantasieren ohne Angst zu ermöglichen; Agggressionen kann ich in symbolische Kanäle dirigieren (Just 1982, S. 117; Axline 1947/1972, S. 188). Letztgenannte Autorin verwendet Papierpuppen (von relevanten Beziehungspersonen) und Papierdarstellungen (von Schule etc.), die das Kind – ohne sich rechtfertigen zu müssen – zerreißen kann etc.

Auf der Beziehungsebene passe ich auf zwei Aspekte besonders auf: Ich versuche an dem, was Kinder und Eltern an Erwartungen, Einstellungen und Verhaltensweisen einbringen, auseinanderzuhalten, was mir persönlich gilt und was davon ich „abbekomme", was mit meiner Person nichts zu tun hat. Und ich behalte meine positive Wertschätzung und Echtheit im Auge; sie zeigen mir meine gefühlsmäßige „Schräglage" an, die mit dem Kind und den Eltern wiederum nichts zu tun hat.

Die therapeutische Arbeit mit aggressiven Kindern erfordert eine stärkere Lenkung (u.a. klare Strukturierung der Therapiesituation, positive Verstärkung erwünschten Verhaltens, positive bewertende Stellungnahmen, Informationsvermittlung, Problemlösungsstrategien) und ein Mehr an Grenzsetzungen (Just 1982). Das erscheint verständlich angesichts folgender Erfahrungen und Überlegungen: Das aggressive Kind gerät leicht in Gefahr, sich und andere zu verletzen; in seinem expansiven Drang neigt es dazu, sich der Wirklichkeit und ihren Normen zu entziehen, mit diesen muß es sich aber auseinandersetzen (Just 1982, S. 176); Grenzen geben ihm die Sicherheit, sich frei und explorierend im Spiel zu bewegen (Axline 1947/1972, S. 129; Tausch u. Tausch 1956, S. 121) und ohne Angst und Schuldgefühle in die Therapie zu kommen; es muß lernen, sein Verhalten einzuschränken und stärker zu kontrollieren (Schmidtchen 1976, S. 368); nach Bixler (1949, S. 4) ruft das aggressive Kind geradezu danach, daß sein aggressives Verhalten kontrolliert wird; es benötigt vielfach Orientierung und Anweisung, denn es fehlt ihm an Erfahrungswerten und Kompetenzen, um in jedem Fall seine Grenzen selbst ziehen zu können; schließlich ist sicherzustellen, daß die assimilativen Funktionen (Herstellung eines ausgewogenen Verhältnisses zwischen Affekterregungen/Ausleben von Aggressionen und Informationsverarbeitung) erhalten bleiben (Jaede 1980, S. 33).

In der Literatur tummeln sich die Vorschläge und Handreichungen, wie der Therapeut was an Lenkungs- und Grenzsetzungsverhalten realisieren soll. Das kann ich hier nicht ausbreiten. In personenzentrierter Sicht sind mir folgende Aspekte wichtig:

1) Dem aggressiven Kind stelle ich weniger Grenzsetzungstechniken zur Bereinigung von Einzelsituationen entgegen, sondern ich werfe mein Beziehungsangebot (Empathie etc.) in die Waagschale. Dieses ist wie ein Wegweiser, der das Kind auf sich selbst verweist, darüber zu befinden, wie es künftig mit dem umzugehen gedenkt, der ihm verstehend, positiv wertschätzend etc. begegnet. Damit ist es – soweit es in seinen Kräften und Möglichkeiten liegt – zur Mitverantwortung für unser gedeihliches Zusammensein aufgerufen.

2) Bis das Kind an diesen (Wahrnehmungs- und Entscheidungs-)Punkt gelangt, braucht es freilich seine Zeit. Ich kann warten und halte mich vor zu schnellen Grenzsetzungen zurück. Ich ziehe es vor, lieber eine zerbrochene Fensterscheibe oder einen blauen Fleck zu riskieren.

3) Ich betrachte Grenzüberschreitungen über weite Strecken als ein Wachstumsgeschehen, um sich und andere kennenzulernen und zu prüfen etc. Grenzüberschreitungen sind weniger eine Behinderung für die Therapie, sondern stellen mehr eine Chance zum Reifen und Wachsen dar. Insofern bin ich auch nicht sehr bereit, sie zu dramatisieren. Allein das schon erscheint geeignet, aggressive Kinder zu überraschen.

4) Meine Aufmerksamkeit gilt weniger dem Sachverhalt der Grenzüberschreitung, sondern vielmehr dem Kind und der persönlichen Bedeutung, die das Kind mit seiner Überschreitung verbindet. Meine Empathie ist hier gefragt. Manchmal habe ich den Eindruck, daß allein schon das Ansprechen des Motivs für eine Grenzüberschreitung das Kind erleichtert.

5) Meine Gefühle zählen auch, wofür sich insbesondere auch Baruch (1949) einsetzt. Ich bin nicht zimperlich bei Kindern, die da forsch, expansiv und einvernehmend auftreten, auch Rücksichtnahme auf meine Gefühle einzufordern. Ich mache Klartext, wann bei mir Schluß ist; ich weise darauf hin, daß wir es hier aushalten können müssen. Wichtig ist mir, daß es meine Klarheit und Entschlossenheit erlebt. Mein Eindruck ist: Wenn ich im Erleben des Kindes bin, dann entwickelt sich auch in aller Regel ein Gefühl dafür, wann ich das Kind loslassen und für sich zuständig sein lassen kann, und wann ich Einhalt gebieten muß und ich zuständig bin. Dann lassen sich aggressive Impulse leicht in symbolische Kanäle lenken mit Hilfe von Medien wie Malen, Modellieren, Puppenspiel etc. (Baumgärtl 1976, S. 197); bereits Rogers (1942/1972, S. 100) vermerkt, daß Kinder und Therapeuten mit symbolischen Darstellungen von Aggressionen wesentlich konstruktiver umgehen können. Dann kann ich mit dem Kind soziale Kompetenzen üben (wie es Streitprobleme mit anderen Kindern lösen kann etc.). Dann kann ich Grenzüberschreitungen auch bewußt zulassen, weil es sich an mir reiben oder von mir Schutz will. Dann sage ich ihm auch, daß es bei mir nicht kämpfen muß; Knatsch hat es im

Alltag genug; aber wir können ausprobieren, was man da besser machen kann (vgl. Petermann u. Petermann 1984).

3 Kurzauszug aus der Therapie mit Kurt

Die Eltern (Mutter: 28 J., Hausfrau; Vater: 32 J., Schichtarbeiter) stellen mir Kurt (Einzelkind) wie folgt vor: aufbrausend, rechthaberisch, egoistisch, Wutausbrüche bereits bei nichtigen Anlässen, wirft sich auf den Boden, schreit herum, traktiert andere (Mitschüler, Eltern) mit Fäusten und Fußtritten, unberechenbar, rennt Kinder einfach um, stört den Schulunterricht (durch Zwischenreden, Umherlaufen etc.), verweigert Hausaufgaben. Sie wissen mit ihm nicht mehr weiter und treten ihn mir ab. Ich versuche mir ein Bild von K. zu machen. Er ist beim Gespräch anwesend, hantiert still mit Spielzeug, ich sehe „große" Ohren.

Nach und nach erfahre bzw. erschließe ich u.a.:

Die Mutter hatte sich lieber ein Mädchen gewünscht. K. erinnert sie an ihren eigenen Vater, der ähnlich ist wie K. Sie hat Angst, daß K., wenn er so weiter macht, vielleicht kriminell werden könnte. Sie macht sich große Vorwürfe, daß sie wenig Geduld mit ihm hat, ihn schlägt. Sie entzieht sich ihm und verwöhnt ihn auch wieder, kann ihm keine Grenzen setzen; es fällt ihr schwer, lieb zu ihm zu sein, obwohl er zu ihr gehört. Sie beklagt, daß auch ihr Mann zu hart mit K. umgehe. Dieser revanchiert sich mit den Anmerkungen, daß seine Frau einen Putz- und Ordnungsfimmel hat und K. sich daheim wenig zum Spielen ausbreiten kann. Einig sind sich beide Eltern darin, daß K. bei seiner Lehrerin (1. Klasse) auf keinen grünen Zweig komme und er wohl nicht versetzt wird wegen mangelnder Leistungen und Faulheit. Sie haben ihm schon angedroht, ihn in eine Heimschule zu geben. Eine halbjährige Trennung der Eltern (Scheidungsabsicht) ist gerade beendet; sie wollen es nochmals miteinander versuchen. Zwischenzeitlich war K. auch für längere Zeit bei den Großeltern (mütterlicherseits) untergebracht.

Meine Phantasien sind: Mutter und K. sind auf unglückliche Weise miteinander verflochten; die Trennungsangst kann nicht vorbei sein; er weiß nicht so recht, woran er daheim ist; er hat durch seine aggressiven Ausbrüche und sein Taktieren Freiräume und Privilegien gewonnen, die ihn verunsichern müssen.

Wir vereinbaren eine psychologische und neurologische Untersuchung. Ergebnisse: K. hat eine überdurchschnittliche intellektuelle Leistungsfähigkeit (Gesamt-IQ 128/Hawik). Neurologisch finden sich keine Auffälligkeiten.

Ich spüre bei den Eltern den Zwiespalt, mir die Verantwortung zu übergeben („Mach du"), andererseits K. aber auch nicht allein lassen zu wollen. Ich lade sie ein, an den Spielstunden, wenn sie mögen und K. nichts dagegen hat, teilzunehmen. Alle willigen spontan ein. Bei der Gelegenheit erfahre ich, daß der Vater vor einiger Zeit selbst in einer Stotterbehandlung war. Ich instruiere die Eltern, einfach da zu sein und zuzuschauen, was geschieht, wie ich mit K. umgehe. Sie können auch mitspielen, wenn K. das wünscht.

Das familientherapeutische Setting (Morris 1978) scheint mir einige Vorteile für K. und seine Eltern zu bieten: Ich nehme sie ernst, sich nicht abdrängen zu lassen; die Eltern bekunden ihre Motivation nach Veränderung; ich kann ihnen möglicherweise helfen – ganz unmittelbar –, ihr therapeutisches Potential zu wecken und hier direkt anzuwenden; ich sehe schneller die familiendynamischen Muster, sofern sich die Eltern nicht heraushalten; der Transfer auf den Alltag erscheint günstiger möglich etc.

Die Therapie beginnt. In den ersten Sitzungen macht K. den Klagen seiner Eltern alle Ehre: Er rennt wild umher, tritt gegen Stühle, rempelt mich an, nörgelt, wirft Spielzeug verächtlich in die Ecke; er ist ungehalten, wenn ich nicht gleich spure oder ihm etwas mißlingt. Er beobachtet mich. Er mißachtet mich und tut zugleich so, als würden wir uns seit Jahr und Tag kennen. Bevorzugt wählt K. folgende Spielmaterialien: Ritterrüstung, Pistolen, Boxhandschuhe, Holzeisenbahn, Wettkampfspiele mit dem Ball, Würfelspiel (Räuberwald). In den ersten vier Sitzungen steht „Boxen" im Mittelpunkt des Geschehens. Er haut voll zu; ich muß aufpassen, daß er meine Brille nicht erwischt; es sind Rundschläge, die haben Wucht. Ich boxe eigentlich nicht mit – ich kriege ab. Ich spüre: K. will mir sagen, daß er da ist; und damit ich das kapiere, muß ich es auch körperlich spüren. Seiner Mutter ist das gar nicht so recht. Sie greift ein: „Kurt, nicht so fest". Kurt reagiert nicht wie gewünscht; Mutter: – energisch und wütend – „Kannst du nicht hören?" Ich: „Wir kommen schon klar, der Bursche hat Kraft." Das beteuert K. denn auch wiederholt, daß er der Mächtigste und Größte ist und alle besiegen kann. Mutter: „Sei man nicht so großlaut." K. läßt dann vom Boxen ab, wir spielen „Räuberwald". K. muß gewinnen und ist sauer, wenn das nicht der Fall ist. Er kommandiert seine Mutter ab, mitzuspielen. Diese läßt sich das nicht zweimal sagen, sie spielt mit und wie: Sie bestimmt (wer anfängt etc.); maßregelt K. und auch mich, wenn wir nicht aufpassen. Zugleich erscheint sie mir zwischenzeitlich arg gelangweilt.

In der folgenden Zeit – bis zur 20. Sitzung – spielt K. Themen an, die für ihn wichtig sind. Auch wenn er diese Themen nicht weiterentwickelt, so zeigt mir K. doch einen guten Einblick in seine Lage. Die Themen sind:

„Ich bin stark, mir gehört die Welt": Dazu erfindet K. das Segelspiel. Eine Wolldecke ist sein Segelschiff, mit dem er aufs Meer hinausfährt. Dort übersteht er Unwetter, kämpft mit Haien und ist immer Sieger. Zwischendurch schaut er immer mal wieder auf seine Mutter, fragende Augen. Die Art, wie K. da spielt und phantasiert, läßt erkennen, daß er ein Recht darauf hat, nicht immer in Reichweite der Mutter zu sein; daß er ein Recht darauf hat, daß man sich auf ihn verlassen kann. Dieses Spiel scheint ihm so wichtig zu sein, daß er es sehr oft wiederholt und bald auch variiert. So nimmt er über Funk Kontakt zu seiner Mutter auf. Was er aber von ihr zu hören bekommt, sind Vorwürfe vor allem (warum er einfach fortgefahren ist, ohne was zu sagen). In einer solchen Situation höre ich in einer der Sitzungen mehr ihre Trauer heraus. Ich frage sie, wie es ihr gehe, da K. nicht da ist, allein auf sich gestellt. Die Mutter spontan: „Nicht so gut." Wir kommen ins Gespräch, während K. „auf See weilt" und aufmerksam zuhört. Sie macht sich Sorgen um K., möchte ihm nicht weh tun; es tut ihr leid, wenn sie ihn anschreit. Und sie berichtet von nicht leichten Kindheitsjahren (brutaler Vater), Tränen füllen ihre Augen. K. schaut mit großen Augen zu, ist still geworden, hört auf zu kämpfen. Ich finde ihn da in einer ganz anderen Weise stark: er stellt sich den Tränen seiner Mutter. Diese sind wie weggewischt, als K. von „See heimkehrt". Ich sehe: Es ist so viel bei ihr da, aber sie kann es K. nicht direkt geben: Daß sie sich sorgt, er ihr nicht egal ist.

Eine nächste Themengruppe ist: „Das Böse – das Gute"/„Ungerecht – gerecht". Hier spielt K. eines Tages mit einer Königsfigur (Playmobil); er legt ihr den Königsmantel um, setzt ihr eine Krone auf: „Das ist Napoleon, der krönt sich." Kaum gesagt, ist K. fürchterlich empört und aufgebracht und wirft die Figur mit voller Wucht gegen die Wand: „Das ist ungerecht, der krönt sich einfach selbst." Meine Phantasie ist, daß sich seine Eltern auch einfach die Krone aufsetzen, d. h. über seinen Kopf hinwegbestimmen, er nicht dazugehört. Er versucht, mit den Enttäuschungen über seine Eltern zurechtzukommen. Mit den stereotypen Spielen „Sheriff" oder „Einbrecher" setzt er sich mit dem Thema von Gut und Böse auseinander. In dieser Therapiephase kann ich weiterhin beobachten: K. zeigt sich über weite Strecken von seiner aggressiven Seite. Ich schöpfe Verdacht, daß die Eltern dies fast von ihm erwarten. Der Mutter fällt es schwer, meinen Anweisungen zu folgen. Sie muß sich in das Spiel von K. einmischen. Sie wacht darüber, daß Regeln genau eingehalten werden. Sie erscheint mehr als Kameradin denn als Mutter von K. Ich spüre auch Eifersucht, als K. versucht, mehr auf mich zuzugehen. Der Spielfluß wird unterbrochen, sie kann sich gefühlsmäßig nicht auf K. einstellen. Sie braucht Ordnung, während K. erst einmal seinen freien Raum braucht. Der Vater kann mit K. nur Karten spielen und das erwachsenhaft, oder Fußball, aber da wird der Vater selbst zum kleinen verspielten Jungen, der K. keine Chance läßt. Eigentlich habe ich drei Kinder in Behandlung. Mein Entschluß reift, das Setting zu verändern, d.h. mit K. allein die Spieltherapie fortzusetzen und die Eltern zuschauen zu lassen (Einwegscheibe). Das geschieht von der 20. Stunde an. Ich begründe diese Maßnahme den Eltern gegenüber vor allem damit, daß K. erstmal viel Raum für sich brauche. Zwei Kolleginnen betreuen die Eltern hinter der Scheibe. Sie erläutern u.a., was zwischen mir und K. geschieht, greifen Reaktionen und Fragen der Eltern auf. In gemeinsamen Sitzungen versuchen wir, das, was wir von der Inneren Welt von K. verstehen, den Eltern zu vermitteln. Ergebnis des Settingwechsels: die aggressiven Aktionen von K. lassen schlagartig nach; die Spiele werden ruhiger. Spielthemen von vorher werden wieder aufgegriffen und weitergeführt, neue kommen dazu, insbesondere Doktorspiel (Ruhe, Nähe, Umsorgt-werden), U-Boot-Spiel (Angst wird deutlicher), Babyspiel (regressive Bedürfnisse; die Mutter kommt hier dazu). Nach 60 Sitzungen kann die Therapie als erfolgreich beendet werden: Die Eltern sehen ihren K. klarer, vertrauen ihm, Wutausbrüche nehmen spürbar ab, K. bringt plötzlich seine Leistungen in der Schule; die Mutter erkennt und nimmt es innerlich an, daß K. sie braucht; ihre Empathie ist deutlich verbessert. K. darf in einen Fußballverein, Vater und Sohn finden zusammen.

Literatur

Anthony EJ (1964) Communicating therapeutically with the child. J Child Psychiatry 3:106–125

Axline VM (1947) Kinder-Spieltherapie im nicht-direkten Verfahren. Reinhardt, München (1972)

Axline VM (1955) Play therapy procedures and results. Am J Orthopsychiatry 25:618–626

Axline VM (1964) Nondirective therapy. In: Haworth MR (ed) Child psychotherapy. Practice and theory. Basic Books, New York, pp 34–39

Axline VM (1969) Play therapy. Ballantine Books, New York

Axline VM (1971) Spieltherapie im nicht-direkten Verfahren. In: Biermann G (Hrsg) Handbuch der Kinderpsychotherapie, Bd I. Reinhardt, München, S 185–192

Bakwin H, Bakwin RM (1968) Clinical management of behavior disorders in children. Saunders, Philadelphia

Bandura A (1973) Aggression: A social learning analysis. Prentice Hall, New York

Baruch D (1949) New ways in discipline. McGraw-Hill, New York

Baumgärtel F (1976) Theorie und Praxis der Kinderpsychotherapie. Peiffer, München

Biermann-Ratjen E-M (1985) Wo bleibt die kindliche Entwicklung in der Gesprächspsychotherapie? GwG-info 59:109–114

Bixler RH (1949) Limits are therapy. J Consult Psychol 1–11

Dorfman E (1951) Spieltherapie. In: Rogers CR (Hrsg) Die klientbezogene Gesprächstherapie. Kindler, München, S 219–254 (1973)

Goetze H (Hrsg) (1981) Personenzentrierte Spieltherapie. Hogrefe, Göttingen

Goetze H, Jaede W (1974) Die nicht-direktive Spieltherapie. Kindler, München

Goetze H, Jaede W (1978) Nicht-direktive Kindertherapie. In: Pongratz J (Hrsg) Handbuch der Psychologie, Bd 8: Klinische Psychologie. Hogrefe, Göttingen, S 2429–2450

Graham B (1975) Non-directive play therapy with troubled children. Corrective and social psychiatry. J Behav Technol Meth Ther 1:22–23

Gross EM (1982) Kindertherapie – ein integratives Therapiekonzept. Fischer, Frankfurt

Harbauer H (1984) Kinder- und Jugendpsychiatrie. Deutscher Ärzte-Verlag, Köln, S 49–51

Haselbacher L (1982) Nondirektive Spieltherapie. In: Asperger H, Wurst F (Hrsg) Psychotherapie und Heilpädagogik bei Kindern. Urban & Schwarzenberg, München, S 91–104

Haworth MR (1964) Limits and the handling of aggression. In: Haworth MR (ed) Child psychotherapy. Practice and theory. Basic Books, New York, pp 131–134

Jaede W (1975) Elemente der nicht-direktiven Spieltherapie. Welt des Kindes 6: 335–345

Jaede W (1980) Möglichkeiten und Grenzen des Spiels als therapeutisches Medium. In: Schmidtchen S, Baumgärtel F (Hrsg) Methoden der Kinderpsychotherapie. Kohlhammer, Stuttgart, S. 26–39

Johnson JH, Fennell EB (1983) Aggressive and delinquent behavior in childhood and adolescence. In: Walker CE, Roberts MC (eds) Handbook of clinical child psychology. Wiley, New York, pp 475–497

Just H (1982) Kindzentrierte Spieltherapie mit aggressiven Kindern. In: Benecken J (Hrsg) Kinderspieltherapie. Fallstudien. Kohlhammer, Stuttgart, S 149–179.

Kemper F (1979) Was kann die klientenzentrierte Spieltherapie zur sprachlichen Rehabilitation bei Kindern beitragen? In: Lotzmann G (Hrsg) Psychologie in der Stimm-, Sprech- und Sprachrehabilitation. G. Fischer, Stuttgart, S 118–139

Kemper F (1982) Klientenzentrierte Kinderspieltherapie bei sprach- und sprechgestörten Kindern. In: Benecken J (Hrsg) Kinderspieltherapie, Fallstudien. Kohlhammer, Stuttgart, S 38–73

Kemper F (1985) Klientenzentrierte Kinderpsychotherapie heute – ein früher Therapiesprößling bringt sich in Erinnerung. GwG-info 51:132–150

Kluge K-J, Pick C (1986) Spieltherapie und ihre Methoden. Reha, Bonn

Letourneau C (1981) Empathy and stress: How they affect parental aggression. Social Work 26:383–388

Linster W (1980) Gesprächspsychotherapie. In: Linster H-W, Wetzel H (Hrsg) Veränderung und Entwicklung der Person. Hoffmann & Campe, Hamburg, S 170–229

Morris M (1978) Family play therapy: An extended treatment model. Ontario Psychologist 10:25–29

Petermann F, Petermann U (1978/1984) Training mit aggressiven Kindern. Urban & Schwarzenberg, München

Rogers CR (1942) Die nicht-direktive Beratung. Kindler, München (1972)

Rogers CR (1959) Eine Theorie der Psychotherapie, der Persönlichkeit und der zwischenmenschlichen Beziehungen, GwG, Köln (1987)

Schmidtchen S (1976) Grenzen in der Kinderpsychotherapie. In: Biermann G (Hrsg) Handbuch der Kinderpsychotherapie. Ergänzungsband. Reinhardt, München, S 366–375

Schmidtchen S, Schlüter H (1980) Kinderpsychotherapie. In: Baumann U et al. (Hrsg) Klinische Psychologie. Trends in Forschung und Praxis, Bd 3. Huber, Stuttgart, S 251–288

Scobel WA (1983) Kann Sprechen helfen? Beltz, Weinheim

Tausch R, Tausch A (1956) Kinderpsychotherapie im nichtdirekten Verfahren. Hogrefe, Göttingen

Kommentierte Bibliographie

Bauer A (1986) Minimale cerebrale Dysfunktion und/oder Hyperaktivität im Kindesalter. 309 S. Springer, Berlin Heidelberg New York Tokio
Dieser Leitfaden für Eltern, Lehrer, Psychologen und Ärzte gibt wegen der Fülle der Informationen einen sehr umfassenden Überblick zu dem Erscheinungsbild MCD. Eine ausführliche Literaturdokumentation verhilft zu einer Übersicht und ist v.a. nützlich für Leser, die wissenschaftlich an das Thema herangehen wollen.

Grissemann H (1986) Hyperaktive Kinder. 262 S. Huber, Bern
Grissemann beschreibt hyperaktive Kinder (und meint damit meist die mit Teilleistungsschwächen bzw. mit der sog. MCD) aus pädagogischer Sicht und stellt verschiedene Modelle vor. Er zählt die wichtigsten symptomorientierten Übungsverfahren für diese Kinder auf und beschreibt sie.

Hartmann J (1987) Zappelphilipp Störenfried – Hyperaktive Kinder und ihre Therapie. 114 S. Becksche Reihe, München
In diesem neuen Buch, in dem die Autorin häufig Betroffene, v.a. Eltern, zu Wort kommen läßt, wird auf den Zusammenhang zwischen Hyperaktivität und Teilleistungsschwächen/MCD hingewiesen. Als Therapie werden v.a. Medikamente und Diät beschrieben.

Mutschler I et al. (1986) Aggression – muß das sein? Ein Beitrag zur Friedenserziehung. 15 S. Zu bestellen bei der Autorin, Postfach 1571, 6800 Mannheim
Die Autoren, 4 Kinder- und Jugendlichen-Psychotherapeuten, zeigen kurz die Rolle der Aggression in der Erziehung und in unserer Gesellschaft auf. Es geht hier nur um die „normale", alltägliche Aggression.

Stein A (1984) Wenn Kinder aggressiv sind. Wie Eltern verstehen und helfen können. 172 S. Kösel, München
Eines der wenigen Bücher speziell über aggressive Kinder liegt hier vor. Der Autor, ein Psychologe, beschreibt in recht verständlicher Form, wie Aggressionen erklärt werden, und was sie aus der Sicht der Verhaltenstheorie bedeuten. In vielen Beispielen zeigt er, wie aus Frustration Aggression entsteht. Die Eltern bekommen Hilfe und Verständnis. Ob der „Aggressi-Test" hilfreich ist, muß dem einzelnen Anwender überlassen bleiben.

Taylor E (1986) Das hyperaktive Kind. 102 S. Hippokrates, Stuttgart
Die „Anregungen für Eltern und Erzieher" geben viele allgemeine, manchmal auch wissenschaftliche Informationen über Hyperaktivität und wie sich Eltern verhalten sollen. Basis für die Ratschläge ist die Verhaltenstherapie. Da Taylor nur organische Ursachen für Hyperaktivität findet, sind die Informationen über psychotherapeutische Verfahren gering, ebenso die Hilfe für eine bessere Beziehung. Ausführlicher geraten sind die pädagogischen Ratschläge.

Wender P, Wender E (1980) Das hyperaktive Kind und das Kind mit Lernstörungen. 128 S. Otto Maier, Ravensburg
MCD und Hyperaktivität werden hier synonym verwendet. Wender sehen die Ursachen der Hyperaktivität in angeborenen Temperamentsmerkmalen des Kindes, die Interaktionen und soziale Kontakte so schwierig machen. Medikamentöse und psychotherapeutische Behandlung werden beschrieben, aber v.a. der erzieherische Umgang mit den störenden Verhaltensweisen. Im Anhang wird kurz auf Lernstörungen eingegangen.

Namenverzeichnis

Abikoff H 80
Abrams S 116
Adler A 1, 3, 84ff, 91
Affolter F 44, 53, 55f
Aichhorn A 2
Allehoff WH 6
Alport G 116
Anthony EJ 141
Asher J 116
Augustin A 43, 55
Axline VM 126ff, 134, 138, 140, 143
Ayres J 3, 44, 53, 56

Bandura A 136
Bakwin H 131, 135
Bakwin RM 131, 135
Barkley RA 72
Baruch D 134, 144
Bauer A 46, 149
Baumgärtel F 144
Becker WC 86
Benjamin J 102
Berger E 47
Biederman J 13
Bierman KL 80
Bierman-Ratjen EM 136f
Bischof N 103
Bixler RH 126, 143
Bobath K 44, 53, 56
Bottari M 115
Bräutigam W 101
Brody U 115
Brown RT 80
Bruhn P 20f, 24

Callaway E 19
Campbell SB 72
Cantwell DP 101
Caul WF 74
Chess S 88, 116
Cohen N 100
Conners CK 10ff
Connolly J 115
Cotman CW 23
Cullen J 115
Curry JF 80
Cytrin L 100

DeCasper A 115
DesLauriers A 109
Divoky D 2
Dodge KA 79, 93
Dorfman E 126
Douglas VI 74ff, 117
Dührssen A von 98

Ecton RB 80
Ehrat F 47
Eisert HG 73, 76, 78ff
Eisert M 76, 78, 80
Elhardt S 104
Ellenberger HF 85f
Esveldt-Dawson K 80

Fahrig H 99
Feindler EL 80
Feldmar A 115
Fennell EB 131f, 136
Franz D 21, 23
French NH 80
Freud S 3, 101
Friedmann A 87
Fries ME 101
Frostig M 44, 53, 63
Furtmüller C 84

Ganz M 85f
Garson C 76
Glowinkski J 24
Goetze H 128ff, 140
Goodall JS 36, 41
Graham B 140
Graham P 14
Grissemann H 149
Gross EM 127
Groß M 20
Grünewald G 8f, 18
Grünewald-Zuberbier E 7ff, 18
Gualtieri CT 74

Haenlein M 74
Hafer H 4
Halliday R 19
Harbauer H 127
Hartmann J 4, 149
Haselbacher L 140
Hassenstein B 103
Haworth MR 126, 138
Hebborn-Brass U 86
Henriksen L 20f, 23
Hicks RE 74
Hill E 36, 41
Hinshaw SP 73
Hoffmann H 1, 5
Horn H 99
Hurwitz J 14

Iversen LL 23

Jaede W 129ff, 140, 143
Jernberg A 111, 118f
Johnson JH 131f, 136
Just H 126f, 131ff, 136, 143

Kazdin AE 80
Kemper F 126, 140f
Keogh B 117
Kernberg O 102
Kluge KJ 140
Kohut H 3

Koller TK 118
Kiphard E 44
Kreder SV 18, 24
Künkel F 87

Lazarsfeld S 87
Lehmkuhl G 91
Lehmkuhl U 91
Leifer M 115
Lempp R 47
Letourneau C 135
Linster W 129ff
Lochman JE 80
Loeber R 73
Löwy I 87
Loney J 73
Lorenz K 83
Lou HC 20f, 24
Lucignani G 23
Lüpke H von 101

Mahler M 101ff
Margolis J 117
Marschak M 111
Marton P 76
Mattmüller-Frick F 47
Mayo JP 74
McLaughlin F 115
McMahon WM 21, 23
Milich R 93
Miller JS 4
Minde K 100
Morris M 145
Morrison JR 101
Mutschler, I 149

Neubauer P 116
Newson E 4
Newson J 4
Nordahl T 20

Papousek H 103
Papousek M 103
Parry P 76
Pelham WE 79
Petermann F 136, 145
Petermann U 136, 145
Piaget J 44, 49, 53, 55
Pick CH 140
Porrino LJ 23

Quai HC 12

Rapport MD 79
Reeves JC 6, 12, 14
Remschmidt H 5
Rogers CR 3, 144
Rohen JW 56f
Rothenberger A 15ff, 21, 24
Rutter M 14

Schaar E 40
Schepank H 101
Schilling F 53
Schlüter H 131
Schmidt MH 6, 76, 78, 80
Schmidtchen S 131, 143
Schrag P 2
Schultz-Hencke H 101
Schwartz LA 80
Schwerin A von 36, 40
Scobel WA 135
Seelmann K 87
Shapiro A 36, 41
Simon FB 85
Spence M 115
Sprague RL 100
Stamm JS 18, 24
Stein A 149
Steinhausen HC 100
Stewart MA 101
Stierlin H 85

Tassin JP 24
Tausch A 125, 127, 143
Tausch R 125, 127, 143
Taylor E 149
Thierry AM 24
Thomas A 88, 116

Unis AS 21, 23, 80

Volkhammer M 53

Walsh F 115
Walther B 4
Wender P 150
Wender E 150
Werry JS 6, 12, 14, 72, 100
Wexberg E 84, 87
Woerner W 15, 17
Wolff PH 14
Woolf PJ 101

Yule W 14

Zametkin A 20
Zimmer R 53

Sachverzeichnis

Abgrenzung 33, 132
Ablehnung 49, 51, 73, 93, 97
Ablenkbarkeit 10, 33, 49, 71, 100
Abspaltung 104
Abwehr/-reaktion 48, 57, 59f, 68, 133
ADD 6, 13f, 25, 117
ADDH 6, 11, 17, 20f, 73
Adoption 101, 111, 118, 124
Ängstlichkeit 105
Ärger 79, 103, 105
Affekt/Affektivität 8, 102
Affektlabilität 7
Akkomodation 53
Aktivität 6, 9f, 13, 16, 21, 45, 48, 51, 56, 60ff, 69, 77, 100, 110, 113, 119, 121f
Allergie 29
Alpha-Theta-Quotient 16f
Alpha-Wellen 16
Amphetamine 21f
Anamnese 28, 52, 90
Anerkennung 51
Anfallsleiden 7
Angriff 117, 121
Angst 61, 67, 89f, 112, 114, 118, 122, 130, 135, 137, 142f, 147
Annahme 130, 140
Anspannung 103
Antrieb 98
Apfelwurm 31
Appetenzverhalten 103
Artikulation 31, 36, 51
Artikulationsschwierigkeiten 14
attention deficit disorder (ADD) 6, 13, 25f, 117
Aufmerksamkeit 6ff, 10, 12, 21, 24, 34, 36, 40, 44f, 51f, 59, 62, 65, 74f, 77, 90, 93, 102, 122, 133, 141, 144
Aufmerksamkeitsspanne 7f, 10f, 12, 33, 89, 100
Aufmerksamkeitsstörung 10, 13, 49f, 72, 77, 100, 105
Ausschulung 76, 80f
Autonomie 131, 139f

Bedürfnis 97f, 104, 113, 116, 119, 121, 132, 142, 147
Befriedigung 103
Begabung 87, 135
Beratung 32ff, 86, 99
Berührung 57, 59f
Beschäftigungstherapie 43
Bestrafung 93f, 116, 128
Bewegungsaktivität 8f
Bewegungsdrang 48, 89
Bewegungssteuerung 45, 57
Bewußtwerdung 99
Beziehung 91ff, 102f, 105ff, 111, 117, 122, 128f, 134, 142, 149
Beziehungsstörung 3, 104, 133, 135
Bindung 3, 111, 120, 128
Blickkontakt 35, 38, 112

Conners Skala 10f
Corpus striatum 21

Denken 6, 44, 58, 72, 74f, 78
Depression/Depressivität 13, 29, 67, 121, 123
Diagnostik/Diagnose 52f, 84, 110
Diät 46
Dopamin 21, 23
DSM 7, 10, 12, 25, 72f
Dünnhäutigkeit 101
Dysfunktion, minimale zerebrale 6f, 47, 149
Dysgrammatismus 51

EEG 14ff, 88
Eifersucht 29, 147
Eigenkontrolle 24
Eindringlichkeit 109f, 113, 119
Einsamkeit 137

Einzeltherapie 44ff, 68, 105, 107, 114
Elternarbeit 89, 91, 105
Eltern-Kind-Beziehung 103, 111, 139
Eltern-Kind-Interaktion 88, 119
Elterntraining 77
Empathie 111, 127, 134f, 138, 140ff, 147
Empfindlichkeit 29
Entfremdung 116
Entspannung 79, 102f, 106
Entwicklung 28, 48, 53, 67, 75f, 85, 90, 102ff, 111, 134ff, 139
Entwicklungsabweichung 15f, 25
Entwicklungsstörung 14, 17, 27, 87, 108
Entwicklungsverzögerung 14f, 25, 88, 98
Ergotherapeut/therapie 28, 43ff, 46f, 53, 64f
Erregbarkeit 16, 100, 103
Erstgespräch 110
Erzieher 83f, 90ff, 118, 149
Erziehung/-seinfluß 4, 32, 40, 84, 86, 88, 95f, 98
Eutonie 27, 37

Familienatmosphäre 106
Familiendynamik 100
Familienkrisen 98
Familienspieltherapie 125
Familientherapie 46, 85, 96
Feinmotorik 36, 54, 61, 64
Figur-Grund-Störung 49f, 61, 63
Formatio reticularis 57, 59
Formkonstanz 63
Frontallappen/-hirn 19f, 24
Frühbehandlung 52, 56, 64
Frustration 3, 45, 51, 67, 69, 94, 101, 115, 137f, 149
Frustrationstoleranz 12, 52, 100, 103
Führungshilfen 44
Fürsorge 109f, 113, 115, 117, 119, 121f

Geburt 28, 33, 44, 87f, 115f
Gedächtnis 23, 50, 74
Gegenübertragung 106
Geschwister 12, 28, 52, 87, 104
Gleichgewicht 47f, 64
Grenzen 34, 40, 43, 47, 60f, 64, 89, 93, 110, 126, 137, 139ff, 144
Grobmotorik 36, 61, 64
Gruppenbehandlung 45ff, 66, 68, 80, 114

Handlungsstrategien 50
Haltungskontrolle/-stabilität 48, 50
Haß 92, 103, 105
Hausaufgaben 66, 70f, 116, 145
Heilpädagoge 27f, 47, 95
Herausforderung 93, 109, 113, 119
Hilfs-Ich 93, 105f
Hirndurchblutung 20f, 24
Hirnleistungs-Trainingsprogramm 44
Hirnschädigung 6, 12, 89, 98
Hirnschaden 100
Hörproblem 27
Humor 129
Hypermotorik 98, 101
Hypersensibilität 101f

Ich-Entwicklung 101f, 107
Ich-Funktion 101f, 138f
Ich-Störung 3, 91, 94, 100, 104
Identifikation 130, 138
Identifikationsproblem 33
Identität 98, 138
Impuls 77, 98f, 144
Impulsivität 7, 10, 12, 49f, 59, 72, 100, 104
Impulskontrolle/-steuerung 12, 14, 24, 101f
Indikation 100, 104, 107, 133, 139
Individualität 34
Informationsverarbeitung 23, 75, 79, 93, 143
Intelligenz 44, 49, 58, 71
Interaktion 52, 85, 92, 101, 105, 108, 119, 150
Intervention 74ff, 78, 89f, 92, 102, 109, 133, 141
IQ 71, 145
Irritierbarkeit 48

Jähzorn 13

Kasperspiel 105f
Kindergarten 30, 33, 66ff, 86, 88, 90
Kinderpsychotherapie 85, 97, 100, 104, 107f, 125f, 129, 131, 133, 139
Körpergefühl/-sinn 48, 61
Körperkontakt 84, 120f
Körperkoordinationstest 53, 71
Körperschemastörung 60
Körpertherapie 104, 107
Körperwahrnehmung 48, 50, 60, 63

Kompensation 130
Kompetenz/-gefühl 103f, 107
Kommunikation 91, 104, 106, 116
Kommunikationsfähigkeit 36
Kommunikationsstörung 106
Konflikt 99f
Kontakt 48, 65, 87, 92, 95, 105, 127, 142, 146, 150
Kontrollbesuch 114, 123
Kontrolldefizit 24
Kontrolle 23, 48, 68, 85, 122f
Konzentration 35, 46, 49f, 58f, 68, 89
Konzentrationsfähigkeit 66, 89, 101, 103
Konzentrationsschwäche/-störung 29, 49, 59, 105
Koordination 14, 45, 54f, 57f, 62, 65, 88
Koordinationsstörung 47, 50, 56
Kotherapeut 110, 114
Krankengymnastik 47

Labilität 72
Lateralität 29
Lautbestand 30f
Lehrer 12, 73, 76, 78, 80, 83ff, 90, 111, 116, 118, 121, 132
Lehrerberatung 76
Leistungsdruck 44, 62
Leistungsfähigkeit 103
Lernbehinderung/-störung 49f, 64, 88, 150
Lernen 44, 46, 52, 58, 79, 103
Lernstörung/-schwierigkeit 6, 47, 49f, 52, 100, 150
Logopäde/Logopädie 1f, 27, 47

Macht 85, 90, 92, 132, 137, 141f
Marschak Interaktionsmethode 111, 122
Material 36, 43f, 53, 56, 59, 62, 64, 66, 68, 99
MCD 2, 6, 44, 46f, 52f, 149f
Medikament 18, 20f, 23f
medikamentöse Behandlung 2, 46, 76, 81, 89, 104, 107
Merkfähigkeit 50
Methylphenidat 18, 20ff, 25, 89
MIM 111, 122
Minderwertigkeitsgefühl 104
Mißerfolg 52, 87
Mobilisierung 98
Monitoring 23, 74
Motilität 101
Motorik 5, 44, 48, 63, 72, 99, 101
Muskeltonus 14
Mutter-Kind-Beziehung 73, 115, 142
Mutter-Kind-Interaktion 48

N 1 Welle 18
Nachlernen 99
Nachholen 98
Nachsorge 114
Nähe 112, 124, 147
Neulernen 99
Neurose 97
Neuroseformen 100
Neurophysiologie 6
Neuropsychologie 6
Neurotisierung 98, 104
Neurotransmitter 23
Niedergeschlagenheit 13
Norepinephrin 23
Nucleus accumbens 21ff
Nucleus caudatus 20, 24

Objektbeziehung 54, 102
Objektrepräsentanz 103
Orientierungshilfe 44
Overprotection 33

Panik 48, 69, 106
Pedanterie 29
Permissivität 127
Persönlichkeit 40, 83, 87, 95, 129, 132, 134, 140
Perzeption 44
Phantasie 38, 99, 134, 137, 141ff, 145f
POS 47
Problemlösung 44
Problemlösungsstrategie 80
Prognose 73, 104
Provokation 52, 79
Prophylaxe 17
Psychodynamik 101
Psychomotorik 47
Psychoorganisches Syndrom 47
Psychose 7
Psychostimulanzien 22
Psychotherapie 46, 85, 91, 97, 100, 105, 107, 109, 119, 125, 128, 136, 139, 149

Ratlosigkeit 103
Raumlageempfinden 48, 57, 61
Raumwahrnehmung 50, 61, 63

Refraiming 121
Regeln 69, 72, 85, 88f, 110, 118, 121, 137, 142, 147
Regression 119, 142
Reifen 128, 144
Reifungsdysharmonie 98
Reifungsimpuls 134, 139
Reifungsverzögerung 47, 88
Reizabhängigkeit 7
Reizempfindlichkeit 104
Reizorientierung 8
Reizschild/-schutz 102
Rollbrett 61, 64ff, 68f
Rollenspiel 66, 79f, 99, 105, 114, 142
Ruhe 103ff, 147
Rückmeldung 43, 48, 56, 59f

Sandspiel 105
Scham 94, 103, 105
Schaukel 61, 65ff, 69
Schimpfen 27
Schlafstörungen 88, 105
Schule 72, 88, 90, 114, 123, 147
Schuld/-gefühl 3, 32, 91f, 94, 98f, 103, 105, 142f
Schulstreß 52
Schutz 102, 106, 110, 135, 144
Schwangerschaft 28, 64, 67, 88, 111, 115f
Selbständigkeit 77, 86, 88
Selbständigwerden 103
Selbstbewußtsein 45
Selbstbild/-repräsentanz 74, 91f, 102f, 115f, 120
Selbstinstruktionen 80
Selbstinstruktionstraining 78
Selbstkonzept 129f, 134, 136, 138f
Selbstregulation 23, 74
Selbststeuerung 43
Selbstvertrauen 60, 62, 74, 87, 89f, 112, 114
Selbstwahrnehmung 60
Selbstwerdung 104, 131
Selbstwertgefühl 3, 98, 107
Selbstwertproblem 100
Sensomotorik 45f, 49f, 53ff, 58
Sensibilität 102
Sensorik 44
Sicherheit 90, 102ff, 105f, 135, 140, 143
Southern California Sensory Integration Test 53, 68
Sozialstörung 11
Sozialverhalten 11, 13, 16, 73, 103
Sozialwahrnehmung 45
Spaltung 103
Spannung 100, 102, 104, 137f
Spaß 62, 114, 120, 129
Spiel 3, 9, 35f, 43, 46, 48, 52, 72, 77f, 89f, 105f, 110ff, 115, 134f, 137f, 140, 142f, 146f
Spieltherapeut/-therapie 28, 34, 67, 109, 126, 128, 147
Spielverhalten 29
Spielzeug 88, 99, 132, 138, 145
Sprachauffälligkeit/-störung 5, 50, 67
Sprache 88, 96
Sprachentwicklungsverzögerung 64
Sprachproblem 27f, 33, 67
Sprechen 14, 33, 118
Stimmungsschwankung 100, 104
Stimulation 58ff, 68
Stimulanzen 24, 76, 80
Strafe 4, 92f
Streß 79, 112, 117
Strukturalisierung 102
Strukturierung 109f, 113, 119, 121, 143
Symbolspiel 105

Tastsinn 48
Teilleistungsstörung 43, 47, 149
Theta-Wellen 16
Tiefensensibilität/-wahrnehmung 48, 60f
Traurigkeit 104, 116f, 121f, 137, 146
Tripp-Trapp-Stuhl 35

Überangepaßtheit 98
Überkompensation 104
Überreaktion 29
Überstimulation 38, 57
Übungsbehandlung 43
Umdeutung 99

Umschulung 76
Ungeduld 52
Ungeschicklichkeit 14, 49
Unkonzentriertheit 7, 71
Unruhe 7, 12, 29, 33, 48, 57, 64, 71f, 100, 104
Unsicherheit 48, 61, 84, 117
Unzufriedenheit 72, 103

Verantwortung 121f, 145
Verbieten/Verbot 27, 97, 137
Verdrängung 98, 104, 130
Verhaltensänderung 94, 106f
Verhaltenskontrolle 8
Verhaltensmodifikation 76, 78, 119
Verhaltensstörung/-auffälligkeit 6f, 47, 51f, 67, 93, 111
Verhaltenstherapie 2, 47, 107, 149
Verlassenheit 97
Verletzbarkeit 117, 130
Verleugnung 104, 130
Vernachlässigung 86, 97
Verstärkung 3, 94, 143
Vertrauen 46, 88, 90, 93f, 111, 139, 141
Visomotorik 62f, 68

Wachstumsblockierung 127, 133
Wachstumsimpuls 134, 139
Wahrnehmung 28, 44f, 51, 57f, 59, 61, 63, 68, 93, 101f
Wahrnehmungsdifferenzierung 23, 74
Wahrnehmungskonstanz 63
Wahrnehmungsstörung 49f, 60
Wahrnehmungs-Trainingsprogramm 63
Wertschätzung 98, 129f, 138, 140, 143
Widerstand 43, 45, 53, 56, 59f, 65, 122
Wiedergutmachungsversuch/-maßnahme 3, 92, 94, 103
Wohnverhältnisse 88
Wut/-ausbruch 11, 79, 91f, 103, 112, 116f, 121, 127, 137ff, 145, 147

Zappelphilipp 1, 5, 71, 149
Zauberkerze 31f, 36
Zuverlässigkeit 98
Zuwendung 44, 49, 62, 89, 98